W0197831

Akupunktur – Heilen mit Nadeln

Rainer Stahlhacke

Akupunktur
Heilen mit Nadeln

Der sanfte Weg,
schmerzfrei und gesund
zu werden

NEFF

Hinweis: Die in diesem Buch direkt oder indirekt ausgesprochenen Empfehlungen sind von Autor und Verlag nach bestem Wissen und Gewissen erarbeitet und sorgfältig überprüft worden. Dennoch kann eine Garantie nicht übernommen werden. Eine Haftung des Verlages und seiner Beauftragten für Personen-, Sach- oder Vermögensschäden ist ausgeschlossen.

NEFF ist ein Imprint der
VPM Verlagsunion Pabel Moewig KG, Rastatt
© 1996 by VPM Verlagsunion Pabel Moewig KG, Rastatt
Alle Rechte vorbehalten. All rights reserved
Fachliche Beratung: Dr. Hans-Ulrich Jabs
Druck und Bindung: Graphischer Großbetrieb Pößneck
Printed in Germany 1996
ISBN 3-8118-5374-0

Inhalt

Vorwort 11

Historische Entwicklung 15

Wie die Akupunktur entstand 15

Wie die Akupunktur nach Europa kam 19

Die Traditionelle Chinesische Medizin 21

Ein Abstecher in die Denkweise 21

Qi, die Lebensenergie 23

Yin und Yang 24

Hitze, Kälte, Wind und Feuchtigkeit 26

Seelische Krankheitsursachen 27

Die Fünf Wandlungsphasen 28

Zang- und Fu-Organe 29

Die Meridiane 31

Wo die Energie fließt 31

Einzelne Meridiane und ihre Wirkung 32

Die Behandlung mit Akupunktur 35

Wie Akupunktur wirkt 35

Weshalb Akupunktur oft lebenslang wirkt 37

Wie groß sind die Heilungschancen? 38

Die Diagnosen 39

Die Pulsdiagnose 39

Die Zungendiagnose 40

Die Techniken der Akupunktur 43

Die Moxibustion 46

Die Laser-Akupunktur 47

Die Elektro-Akupunktur 48

Wann Akupunktur nicht angewendet werden sollte 49

Die Akupunktur-Punkte 51

Pforten im Meridiansystem 51

Von „grausamen" und „göttlichen" Punkten 53

Die Ohr-Akupunktur 55

Weshalb die Wirkung so schnell eintritt 56

Was Ohr-Akupunktur nicht so gut kann 57

Die Technik der Ohr-Akupunktur 57

Verwandte Methoden 58

Heilungschancen und -grenzen 61

Was Akupunktur kann 61

Vorbeugung ist die beste Behandlung 62

Was Akupunktur nicht kann 63

Wie lange die Behandlung dauern darf 64

Wann Akupunktur eine Operation verhindern kann 65

Wann Sie einem Therapeuten vertrauen können 66

Die Krankheiten 69

Erkrankungen der Atmungsorgane 69
Asthma 69 • Chronische Bronchitis 70 • Fieberhafte Erkältung 71 • Rachenentzündung 71 • Mandelentzündung 72 • Chronischer Schnupfen 72 • Nasennebenhöhlen-Entzündung (Sinusitis) 73 • Heuschnupfen 74

Hauterkrankungen 75
Akne 75 • Gürtelrose (Herpes Zoster) 76 • Herpes 77 • Schuppenflechte 78 • Neurodermitis 78 • Ekzeme 79 • Warzen 80 • Chronisches Schwitzen 80

Erkrankungen des Bewegungsapparates 81
Hals-Wirbel-Syndrom (HWS-Syndrom) 81 • Lendenwirbel-Syndrom (LWS-Syndrom) 82 • Schulterprellung 82 • Schiefhals 83 • Chronische Schulterschmerzen 83 • Wurzelreiz-Syndrom 84 • Schmerzen nach einer Bandscheiben-Operation 84 • Tennisarm 85 • Sehnenscheiden-Entzündung 86 • Hexenschuß 86 • Hüftgelenk-Verschleiß 87 • Kniegelenk-Verschleiß 88 • Arthrose in den Fingern 88 • Rheuma 89 • Wadenmuskel-Krämpfe 90

Magen-Darm-Erkrankungen 90
Magenschleimhaut-Entzündung 90 • Magen- und Zwölffingerdarm-Geschwür 91 • Durchfall 92 • Verstopfung 93 • Erbrechen 93 • Schluckauf 94 • Sodbrennen 95 • Darmkrämpfe 95 • Appetitlosigkeit 96 • Hämorrhoiden 97

Herz-Kreislauf-Erkrankungen 97
Nervöse Herzbeschwerden 97 • Angina pectoris 98 • Bluthochdruck 99 • Zu niedriger Blutdruck 100 • Raynaud'sche Krankheit 100 • Arterielle Durchblutungsstörungen 101 • Venöse Durchblutungsstörungen 101 • Kalte Füße und Hände 102

Kopfschmerzen und Migräne 103
Chronische Kopfschmerzen 103 • Migräne 103 • Kopfschmerzen durch Wirbelsäulen-Schäden 105 • Kopfschmerzen durch Verspannungen 106

Frauenleiden 106
Menstruationsstörungen 106 • Regelschmerzen 107 • Eierstock- und Eileiterentzündungen 108 • Geburtshilfe 108 • Mangelnder Milcheinschuß 109

Sexualstörungen 109
Unfruchtbarkeit 109 • Impotenz 110 • Frigidität 111

Ohrenerkrankungen 112
Ohrgeräusche (Tinnitus) 112 • Schwindel 112 • Schwerhörigkeit 113 • Mittelohrentzündung 113 • Verlust des Geruchssinns 114

Augenerkrankungen 114
Chronische Bindehautentzündung 115 • Grüner Star (Glaukom) 116 • Grauer Star 116 • Entzündung der Sehnerven 116 • Netzhautentzündung 117

Nieren- und Blasenerkrankungen 117
Akute Blasenentzündung 117 • Chronische Blasenentzündung 118 • Nierenbecken-Entzündung 119 • Bettnässen bei Kindern 119

Schlaflosigkeit 120

Schmerzbehandlung 122
Phantomschmerzen nach Amputationen 123 • Schmerzen im Stumpf 124 • Schmerzen durch Nervenreizung 124 • Sudeck'sche Krankheit 125 • Krebsschmerzen 125 • Trigeminus-Neuralgie 126

Suchtbehandlung 127
Raucherentwöhnung 128 • Alkohol-Entwöhnung 129 • Tabletten und Rauschgift 130 • Schlankwerden mit Akupunktur 131

Seelische und Geisteskrankheiten 132
Allgemeines 132 • Prüfungsangst 133

Die Kosten der Behandlung 135
Was die gesetzlichen Krankenkassen bezahlen 135 • Was private Krankenkassen bezahlen 137

Wichtige Adressen 139

Register 141

Vorwort

Liebe Leserinnen, liebe Leser,

Akupunktur, die vielleicht älteste Heilmethode der Welt, ist im Westen inzwischen so populär wie kaum ein anderes Verfahren der alternativen Medizin. So alternativ und exotisch, wie sie es hier einmal war, ist Akupunktur inzwischen allerdings längst nicht mehr. In vielen Krankenhäusern, Kliniken und Arztpraxen hat sie sich als bewährtes Heilverfahren etabliert. Und ihr Siegeszug ist ungebrochen: Spezialkliniken wenden Akupunktur und die ganze chinesische Medizin inzwischen auch bei uns mit einer wissenschaftlichen Genauigkeit an, daß alte Argumente gegen die Akupunktur nicht mehr zutreffen. Das haben die westlichen Wissenschaftler zum größten Teil akzeptiert und beobachten interessiert und ohne Vorurteile das Geschehen am Rande ihres medizinischen Weltbildes.

Dennoch wird es noch einige Zeit brauchen, bis Akupunktur für jeden Arzt eine Selbstverständlichkeit ist. Woran liegt das? An der Akupunktur haben sich jahrzehntelang die Geister geschieden. Warum sie wirkt, ist immer noch nicht restlos geklärt. Daß sie aber wirkt, haben die Patienten zum Teil schneller und leichter akzeptiert als ihre Ärzte. So kam es, daß Akupunktur für die einen in den Rang einer Wundermedizin aufrückte, die alles kann und alles heilt. Die anderen, namentlich die wissenschaftlich erzogenen Schulmediziner, sahen in diesem Wunderglauben ihrer Patienten die Scharlatanerie erblühen, ein Schamanentum, das mit viel Hokuspokus den Kranken irgend etwas suggeriere. Wenn die Akupunktur

Erfolge nachweisen konnte, taten das viele Ärzte hierzulande gern als Fälle von spontaner Selbstheilung ab.

Nun, ganz unrecht werden sie in dem einen oder anderen Fall vielleicht nicht gehabt haben. Denn: Bis heute werden die Heilungsaussichten durch Akupunktur von einer ganzen Reihe halbgebildeter Laien, auch von manchen Heilpraktikern und Ärzten falsch eingeschätzt und gelegentlich sogar übertrieben dargestellt.

Bewiesen ist inzwischen: Akupunktur ist ein seriöses Heilverfahren, das bei den meisten Krankheiten wirkt, und dies oft besser, sanfter und nicht zuletzt preiswerter als die westliche Medizin. Eine Erkenntnis, die sich in Fachkreisen herumgesprochen hat; bis hin zu den Krankenkassen, die inzwischen einen Teil der Kosten für Akupunktur übernehmen – allerdings bislang nur bei ganz bestimmten Erkrankungen. Nun, auch dies wird sich hoffentlich bald ändern. Dann könnte die Akupunktur in Zukunft auch solchen Patienten helfen, die sie sich bisher einfach nicht leisten können.

Doch schon jetzt haben wir alle die Möglichkeit, den ungeheuren Wissensreichtum und die segensreichen Behandlungsmöglichkeiten der traditionellen chinesischen Medizin für unsere Gesundheit zu nutzen. Dieses Buch soll dazu seinen Beitrag leisten. Zugleich muß sich allerdings in unserem Verständnis von Gesundheit noch einiges ändern. Wir sind bereits auf dem Weg dahin. Vorbeugung statt sorgloser Pillenschluckkerei, Pflege statt Reparatur – mit dieser Einstellung tun wir nicht nur uns einen Gefallen, sondern könnten womöglich auch unser Gesundheitssystem vor dem Ruin bewahren. In Zeiten ständig steigender Kosten im Medizinwesen ist Akupunktur ein Ausweg aus dieser Kostenspirale.

Ein Stückchen Aufklärung für jeden kann dabei nicht schaden. Dieser Ratgeber soll nicht den erfahrenen Akupunkteur ersetzen. Er wird einen leichtverständlichen Überblick geben über alle wichtigen Aspekte der Akupunktur, von ihrer Entstehung im alten China bis zu ihrer Anwendung bei uns. Und er soll als praktischer Leitfaden dienen. Ausführlich beschrieben sind die hauptsächlichen Krankheiten und ihre Heilungschancen durch Akupunktur. Auch nützliche Tips, Adressen und Hinweise werden Sie hier reichlich finden, damit Akupunktur schon bald eine Stütze Ihrer Gesundheit wird.

Historische Entwicklung

Wie die Akupunktur entstand

Viel wissen wir nicht über die Anfänge der Akupunktur in China. Ihre Spur verliert sich im Dunkel von Mythen und Legenden. Wahrscheinlich ist, daß vor 5000 Jahren und noch früher die Menschen im Gebiet des heutigen China begannen, mit gespitzten Steinen, Stöckchen und Tierknochen bestimmte Hautstellen an ihrem Körper zu pieken. Vielleicht hatten sie zufällig herausgefunden, daß es ihnen guttat und Schmerzen linderte. Möglicherweise wurden diese ersten Anfänge der Akupunktur von wandernden Mönchen und Schamanen vermittelt.

Die zweite Möglichkeit ist etwas wahrscheinlicher, weil zu Urzeiten die Medizin mit religiösen Riten und Auffassungen eng verknüpft war. Der Dorfheilige war zugleich der Medizinmann. Er kannte aus Überlieferung seiner Vorgänger Behandlungstechniken, Kräuter und andere Heilmittel, mit denen er die Krankheiten seiner Nachbarn so gut es ging linderte.

Die Geschichte einer systematisch durchdachten und überlieferten Medizin beginnt in China Jahrtausende vor Christi Geburt – zu einer Zeit, als unsere eigenen Vorfahren noch in unwegsamen Wäldern hausten und sich mit Heilkräutern, Beeren und Baumrinden behalfen, wenn sie krank waren. In dieser dunklen europäischen Epoche begann sich in China ein für damalige Verhältnisse modernes Staatswesen herauszubilden. Ein großes Reich, das von drei aufeinanderfolgenden Kaisern regiert wurde. Über den ersten ist praktisch nichts bekannt. Der zweite von ihnen hieß der Rote Kaiser. Ob er wirklich gelebt hat, darin sind sich die Experten nicht einig. Er ist eine mythische Gestalt, wird heute noch verehrt – weil er den Chinesen das erste umfassende Werk zur Kräuterheilkunde überliefert haben soll.

Auf den Roten Kaiser folgte der Gelbe Kaiser. Vor 5000 Jahren soll er gelebt haben. Mit ihm beginnt die Medizingeschichte Chinas interessant zu werden. Denn dieser Gelbe Kaiser hat ein Buch verfaßt, das erstmals die Grundlagen der Akupunktur beschreibt und bis heute in Abschriften erhalten ist. „Nei Jing Huan Ti", so heißt das Buch. Manche Forscher behaupten, dieses Werk sei erst einige Jahrhunderte vor Christi Geburt geschrieben oder zumindest beendet worden. Als sicher gilt aber, daß der Gelbe Kaiser mit seinem Leibarzt lange Gespräche über Medizin geführt und sie später in Form von Gedichten niedergeschrieben hat.

Egal, wer dieses Buch nun wirklich geschrieben hat: Medizinische Erkenntnisse und Fakten, wie wir sie heute gewohnt sind, standen nicht drin. Wissenschaft im westlichen Sinne war den Chinesen fremd – und verboten. Leichenöffnungen zum Beispiel waren nicht erlaubt. Bis ins 19. Jahrhundert hatten die Chinesen daher nur vage Kenntnisse vom Körperinneren, von den Organen, den Körperflüssigkeiten. Außerdem wurden die Kranken nicht im entkleideten Zustand untersucht. Das galt als unschicklich. Der Arzt mußte schon eine sehr gute Beobachtungsgabe haben, um die richtige Diagnose zu stellen. Man konnte dem Arzt auch an einer „nackten" Porzellanpuppe zeigen, wo es weh tat.

Erfahrung, Beobachtungsgabe, dies alles eingebettet in die für uns so rätselhafte chinesische Denkweise: das waren und sind bis heute die wesentlichen Instrumente der altchinesischen Heilkunst. Ein Ausflug in die chinesische Philosophie macht klar, weshalb wir Europäer uns zunächst mit der Akupunktur so schwergetan haben. Ende des siebten Jahrhunderts vor Christus kam in China der Taoismus auf, von dem großen Philosophen Laotse begründet. Noch heute gilt der Taoismus als eine der bedeutenden fernöstlichen Religionen. Aber er ist viel mehr, weil er sozusagen unser abendländisches Weltbild auf den Kopf stellt.

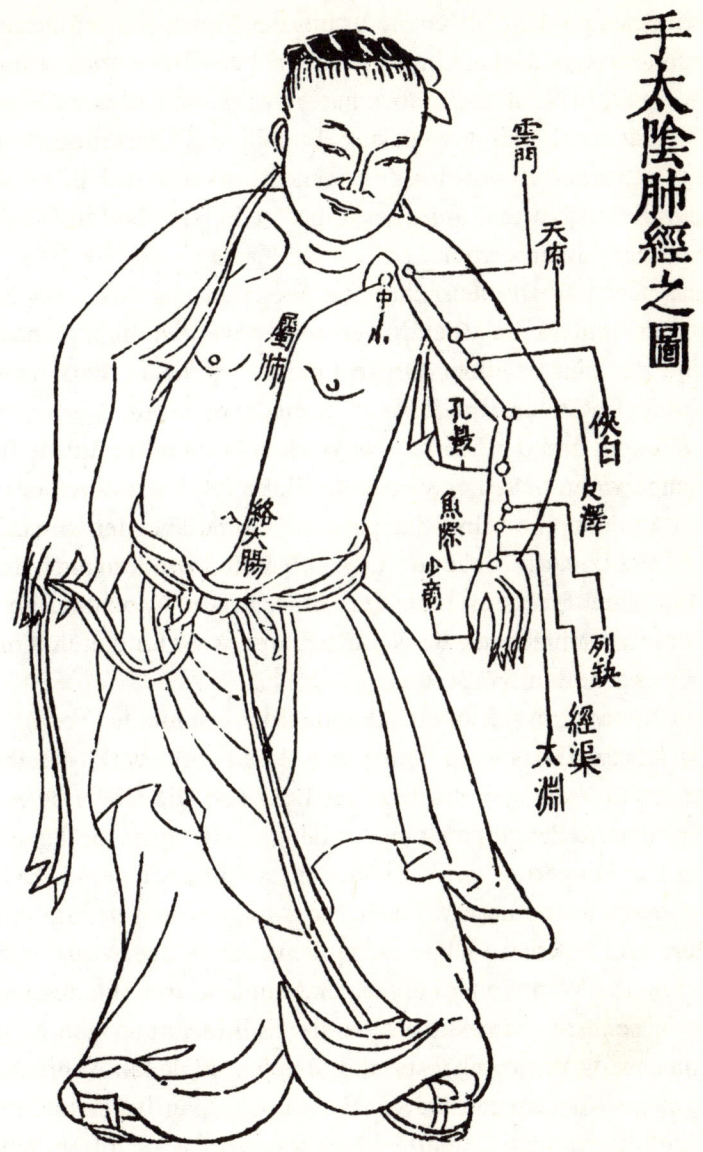

*Bezeichnung von Akupunktur-Punkten auf dem menschlichen Körper.
Darstellung aus dem Jahr 1031. Aus dem Katalog „China, eine Wiege
der Weltkultur" zur Ausstellung des Roemer- und Pelizaeus-Museums
Hildesheim, erschienen im Verlag Philipp von Zabern, Mainz*

Ein Beispiel: Ein Felsen ist für uns das Sinnbild des Starken, Unzerstörbaren. Der Chinese sieht im Fels die Verwitterung, die Vergänglichkeit. Der Taoismus lehrt ihn, daß alles im Wandel ist, nichts so bleibt, wie es ist. Er sieht das Ganze: den Felsen in Verbindung mit der Zeit, den Stürmen und dem Frost, die an ihm nagen und ihn eines Tages zu einem Haufen Geröll zerkleinert haben werden.

Das Beispiel verdeutlicht eine Weltsicht, aus der heraus auch die chinesische Medizin verstanden werden muß. Danach ist nie nur ein einzelnes Organ krank – es steckt stets mehr dahinter. Das Ganze in Harmonie wiedervereinen, die Kräfte des Körpers und der Elemente zwischen Himmel und Erde im Gleichgewicht halten, das ist ein Eckpfeiler der altchinesischen Philosophie. Und die geistige Grundlage der chinesischen Medizin, die nicht nur die Akupunktur, sondern auch den reichhaltigen Kräuterschatz der chinesischen Apotheke, aber auch die verschiedenen Bewegungslehren wie Qui gon und die Ernährungslehre umfaßt.

Ein Sprung zurück in die Akupunktur-Geschichte: Vor rund 2000 Jahren entstand in China ein klassisches Werk, das der Akupunktur ein theoretisches Gebäude gab. Es war eine Art wissenschaftliche Abhandlung, in der zum Beispiel die Pulstastung zur Diagnose von Krankheiten beschrieben stand. Dem „Nanjing", so hieß die Niederschrift, folgten in den Jahrhunderten nach Christi Geburt weitere Abhandlungen, die unter anderem die Wirksamkeit einzelner Akupunkturpunkte festlegten. Im sechsten Jahrhundert unserer Zeitrechnung gab es in China bereits Krankenhäuser und Schulen, in denen Akupunktur gelehrt und wo mit ihr geheilt wurde. Man bedenke: Erst tausend Jahre später wurde in Europa das erste öffentliche Krankenhaus eröffnet – in Paris.

In den folgenden Jahrhunderten aber holte die westliche Medizin mächtig auf. Missionare brachten sie im 18. und 19. Jahrhundert auch nach China – wo sie die klassische chinesische Medizin schnell verdrängte. Anfang dieses Jahrhunderts wurde die Anwendung der Akupunktur in China sogar verboten. Erst das kommunistische China unter Maos Regentschaft rehabilitierte die alten Heilweisen. Aus einem simplen Grund: China war verarmt, konnte sich die teure westliche Medizin nicht leisten – und förderte deshalb die Akupunktur als wirksame und preiswerte Volksmedizin.

Wie die Akupunktur nach Europa kam

Vielleicht erinnern Sie sich an die Fernsehbilder aus chinesischen Operationssälen, die vor über zwanzig Jahren unsere Gemüter erregten. Da bekamen Patienten ein paar Nadeln gesteckt und wurden – ohne weitere Narkose – operiert. Während des Eingriffs waren sie wach, sprachen mit den Ärzten, lachten – und hatten keinerlei Schmerzen. Ein schier unglaubliches Ereignis, das die einen als billigen Trick betrachteten, andere als wahre Zauberei bejubelten. Jedenfalls: Mit einem Schlag war die Akupunktur bei uns im Westen populär. Plötzlich kannte jeder zumindest den Begriff. Die Ärzte besprachen kopfschüttelnd das Phänomen, stellten ihre verlegenen Ferndiagnosen. Neugierige Mediziner aus dem Westen reisten nach China und beobachteten die Nadel-Narkose live im Operationssaal.

Nun, für die Chinesen war diese Art der Schmerzunterdrückung nichts Besonderes mehr. 1958 hatte die erste Operation mit Akupunktur-Betäubung stattgefunden. Selbst bei schweren Eingriffen, beispielsweise Lungen- oder Hirnoperationen, griffen die chinesischen Chirurgen fortan zur Nadel.

Pioniere der Akupunktur in Europa machten es den Chinesen nach. 1972 operierte in Wien der Akupunktur-Spezialist Professor Johannes Bischko einem Patienten unter Nadel-Narkose die Mandeln heraus. Ein Jahr später wurde in Gießen eine

Herzoperation mit Akupunktur-Unterstützung erfolgreich durchgeführt. Als sich die Aufregung gelegt hatte und das Phänomen nicht mehr so interessant war, wurde auch diese Methode der Schmerzausschaltung immer seltener angewendet. Heute wird Akupunktur bei Operationen nur gelegentlich und in Kombination mit westlichen Narkoseformen eingesetzt.

Was blieb, war der Name: Akupunktur. Darunter konnte sich jetzt jedermann etwas vorstellen. Geblieben war auch das grundsätzliche Interesse an der geheimnisvollen Heilmethode. Der rasante Aufstieg der Akupunktur zur führenden alternativen Behandlungsform in Europa hatte begonnen.

In den Jahrzehnten und Jahrhunderten davor war die chinesische Medizin nur wenigen Eingeweihten ein Begriff, und selbst die hatten meist nur verschwommene und oft falsche Vorstellungen davon. Im 19. Jahrhundert behandelten einige französische Ärzte ihre Patienten mit Akupunktur. Zeitweise wurde sie in gehobenen Kreisen als amüsanter Zeitvertreib geschätzt, in den Salons der Reichen, Gebildeten und Dandys als willkommene Modetherapie gepflegt – und wieder vergessen.

Bis in die fünfziger Jahre dieses Jahrhunderts führte sie ein Mauerblümchen-Dasein, wurde selbst von Heilpraktikern kaum angewendet. Kein Wunder: Wer hätte ihnen diese Technik auch beibringen können? Akupunktur-Schulen gab es in Europa nicht, nur eine Handvoll Experten, und die behielten ihr Wissen für sich. Denn auch die Quelle war fast versiegt, die Traditionelle Chinesische Medizin im Herkunftsland China an den Rand gedrängt. Erst als sie sich hier wieder erholt hatte, gelang ihr ohne große Mühe der Sprung in den Westen.

Die Traditionelle Chinesische Medizin (TCM)

Ein Abstecher in die Denkweise

Wie zuvor angesprochen, behandelt ein chinesischer Akupunkteur nicht das einzelne Krankheitsbild, also ein krankes Organ oder eine schlimme Erkältung. Er versucht zunächst, den Patienten in seiner Gesamtheit zu begreifen. Für ihn sind die Viren und Bakterien weniger wichtig als das Grundübel des Kranken: seine Disharmonie. Das Gleichgewicht im Körper, aber auch das zwischen Geist und Körper, ist gestört. Diese Störung sucht der Akupunkteur und bemüht sich, sie zu beheben.

Allerdings: So ganzheitlich und einheitlich, wie sich die Traditionelle Chinesische Medizin bei uns im Westen gern präsentiert, ist sie gar nicht. In dem Riesenland China gibt es Hunderte von Methoden, einen Patienten zu behandeln; auch hier blühen skurrile Heilverfahren, hat jeder Akupunkteur seine ganz speziellen Punkte. Die althergebrachte chinesische Gesundheitslehre ist wie ein Buch, an dem ständig weitergeschrieben wird. Westliche Methoden und Auffassungen fließen mit ein. Wie bei uns, bemühen sich die chinesischen Mediziner, die unterschiedlichen Denkweisen und Medizin-Methoden in ein neues Behandlungskonzept zu gießen.

Ein Grundsatz, den es schon immer gab, wird aber bleiben: den Patienten gesund zu erhalten und nicht erst dann einzugreifen, wenn er bereits krank ist. Chinesische Medizin ist viel mehr als hierzulande eine Vorbeuge-Medizin. Früher ging das so weit, daß der schlechte Arzt die Kranken versorgte – der gute Arzt hatte keine Kranken. Er sah das Unheil bei seinen Patienten rechtzeitig kommen und baute vor.

Dabei kam ihm sein ganzheitliches Denken zugute. Wie ernährte sich sein Schutzbefohlener? Zog er im Winter zu leichte Kleidung an? Gab es Streit in der Familie? War die Wohnung feucht? Der gute Arzt hatte im Gefühl, wo etwas im argen lag, und stellte die Harmonie im Lebensumfeld seines Patienten rechtzeitig wieder her.

Es gibt vergleichende Untersuchungen, die deutlich machen, wie verschieden heute noch die Diagnosen bei Ost- und West-ärzten sind. Wie in diesem Beispiel: Ein Schulmediziner aus dem Westen bekam drei Patienten vorgeführt. Bei allen dreien stellte er ein Magengeschwür fest, verschrieb die notwendigen Medikamente – und hatte seiner Pflicht damit Genüge getan.

Der chinesische Arzt kam zu drei völlig unterschiedlichen Diagnosen. Beim ersten Kranken stellte er zunächst fest, daß dieser Schmerzen hatte, die durch Berührung schlimmer wur-den. Die weitere Diagnose: robuste Konstitution, rötlicher Teint, eine volle Stimme. Den Charakter des Patienten schätzte der Arzt als aggressiv ein, der Puls war voll und „drahtig", der Urin dunkelgelb. Dieses Disharmonie-Muster nannte der Arzt schießlich „feuchte Hitze, die die Milz befällt".

Der zweite Patient fror leicht, hatte ein blasses Gesicht, häu-fige Schweißausbrüche. Er schlief zuviel, sein Urin war klar, und er mußte nachts häufig auf die Toilette. Er schien ängstlich und unfähig sich durchzusetzen. Sein Puls war „leer". Dia-gnose: „Yang-Leere, die die Milz beeinträchtigt."

Der dritte Patient beklagte sich über Kopfschmerzen und saures Aufstoßen. Seine Schmerzen im Bauch waren stechend. Sein Charakter: launisch, gereizt – er schien etwas auf der Seele zu haben. Sein Puls war besonders „drahtig". Fazit des Arztes: „Disharmonie der Leber, die in die Milz vordringt."

Zugegeben, mit solchen Diagnosen kann kein Leser im Westen etwas anfangen – und kaum ein Arzt. Die blumigen Bezeichungen entstammen einer Bildersprache, die sich nicht in westlich-wissenschaftliche Diagnosen übersetzen läßt. Trotzdem weiß jeder chinesische Akupunktur-Arzt, was damit gemeint ist. Die Begriffe sind nach fernöstlichem Verständnis klar und verbindlich. Sie sind Puzzleteile eines Weltbildes, das uns kompliziert und unverständlich scheint. Für die Chinesen ist es logisch.

Genauso ist es mit den wichtigen Grundbegriffen der chinesischen Gesundheitslehre, die auf den folgenden Seiten erläutert werden. Nur wer deren Bedeutung kennt und versteht, kann sich aus dem Puzzle ein Bild basteln.

Qi, die Lebensenergie

Was wir als Lebensenergie bezeichnen, deckt sich zumindest teilweise mit dem chinesischen „Qi". Deshalb ist dieser Begriff für Westler auch am leichtesten faßbar. Qi ist in der chinesischen Bedeutung die Summe aller Lebensaktivitäten, zu denen beispielsweise die Funktionen unserer Organe gehören. Damit läßt sich Qi ungefähr mit unserer „Lebenskraft" vergleichen. Es ist aber mehr als das. Für den Westen ist Lebenskraft ein bildhafter Begriff, eine Art Zusammenfassung des Zustandes, wenn wir „gut drauf" sind, „Power haben" – uns wohl fühlen. Qi ist konkreter. Es hat eine stoffliche Dimension. Denn es fließt zum Beispiel auf den Energiebahnen, den „Meridianen" (zu denen wir später kommen). Es ist frischer Sauerstoff, den wir einatmen (reiner Qi), und Kohlendioxid, das wir ausatmen (verbrauchter Qi). Qi sind auch die Stoffe, die wir essen und trinken.

Wichtig für die Chinesen ist: Qi muß immer in einem ausgewogenen Verhältnis im Organismus zirkulieren. Zuviel Qi ist genauso schädlich wie zuwenig. Denn was das eine Organ zuviel bekommt, nimmt es dem anderen weg. Energiefülle und Energieleere heißt das in der chinesischen Medizin. Eine wichtige Aufgabe der traditionellen Akupunktur besteht darin, den Energiefluß in den Meridianen auszugleichen. Wo ein Organ unterversorgt ist, muß der Akupunkteur den Engpaß finden und mit der richtigen Nadelung dafür sorgen, daß Qi wieder fließen kann.

Manche westlichen Akupunkteure haben sich von diesen Vorstellungen gelöst. Der Begriff Qi ist ihnen zu schwammig, seine Funktion im Körper nicht nachweisbar – so wie auch die Meridiane trotz größter Bemühungen physiologisch unauffindbar geblieben sind. Nicht wenige Akupunkteure setzen sie heute deshalb mit den Nervenbahnen gleich, die es ja tatsächlich gibt.

Yin und Yang

Bleiben wir bei der traditionellen chinesischen Lehre, kommen wir von Qi zwangsläufig zu Yin und Yang. Qi, die Lebensenergie, zerfällt in die zwei Gegensätze Yin und Yang. Seit dem fünften Jahrhundert vor Christus ist dieses ungleiche Paar eine Säule der chinesischen Medizin. Yin und Yang sind wie siamesische Zwillinge, die ohneeinander nicht leben können. Yang steht beispielsweise für den Tag, für das Helle, das Männliche, Yin für die Nacht, das Dunkle, Weibliche. Strenggenommen sind Yin und Yang gar keine Gegensätze, sondern zwei Teile eines Ganzen. Sie halten diese Einheit, das Ganze also, in einem Gleichgewicht. In einer Harmonie allerdings, die sich ständig wandeln muß, die immer im Fluß ist. Die „Monade" ist das klassische Sinnbild für dieses zweiteilige Ganze. Stellen Sie sich einen Kreis vor. In diesem Kreis wogen Yin und Yang in ständiger Veränderung. Im höchsten Yang steckt bereits der Beginn des Yin und im tiefsten Yin der Beginn des Yang.

höchstes Yang

Yang

Yin

tiefstes Yin

Auch der Mensch lebt in diesem ewigen Fließen, ist selbst ein Teil des gegensätzlichen Ganzen. Der Himmel zum Beispiel ist Yang, die Erde Yin. Nun, wir alle leben zwischen Himmel und Erde, deshalb sind unsere Füße Yin, der Kopf ist Yang.

Sie werden sagen, das hört sich ja gut und schön an – aber was hat dies alles mit Akupunktur zu tun? Mit moderner westlicher Akupunktur in der Tat nur noch wenig. Auch Pioniere der Akupunktur in Europa haben sich diese Frage gestellt. Und manche haben es dann aufgegeben, in diesen Kategorien zu denken. Trotzdem praktizieren sie erfolgreich Akupunktur. Heilkundige aus China haben inzwischen aber auch hier Praxen eröffnet. Bei ihnen ist die alte Lehre noch lebendig.

So weit entfernt ist die chinesische Medizin wiederum nicht von unserem Denken, wenn wir sie auf ihren Kern reduzieren. So will uns das Wechselspiel zwischen Yin und Yang im Grunde eines vermitteln: Jeder Mensch soll sich, wenn er gesund bleiben will, um sein seelisches und körperliches Gleichgewicht sorgen. Dieses Gleichgewicht – die Harmonie – muß aber in gewissem Maße labil sein, wandelbar. Mit einem allzu stabilen Gleichgewicht wären wir nicht in der Lage, uns auf Veränderungen in unserer Umwelt einzustellen.

Nach chinesischer Lehre wird der Mensch krank, wenn seine Harmonie gestört oder wenn dieses Gleichgewicht so statisch und starr geworden ist, daß Yin und Yang sich wie vereist gegenüberstehen. Die traditionelle Gesundheitslehre benennt „acht Prinzipien", durch die ein Mensch krank wird. Wenn die Harmonie von

> Yin und Yang,
> Energie-Leere und -Fülle,
> Innen und Außen,
> Hitze und Kälte

gestört ist, haben Krankheitskeime leichtes Spiel. Nach altchinesischer Auffassung haben Krankheiten ihre Ursache zu-

nächst in einem fehlenden Ausgleich zwischen Hitze und
Kälte. Und das leuchtet ein: Sind wir bei Kälte nicht warm
angezogen, muß der Organismus uns von innen her wärmen.
Er versucht also, eine Balance zu schaffen, das Gleichgewicht
zwischen Hitze und Kälte, Innen und Außen, Leere und Fülle
wiederherzustellen. Gelingt ihm das nicht, weil unser innerer
Thermostat zu träge reagiert und er diesen Ausgleich (Yin und
Yang) nicht schafft, erkälten wir uns.

Hitze, Kälte, Wind und Feuchtigkeit

Entsteht im Körper oder in Körperteilen zuviel Hitze, sprechen
die Chinesen von einer Hitzeerkrankung. Ein krankes Gelenk
zum Beispiel fühlt sich oft heiß an. Bei einer schweren Grippe
bekommen wir Fieber. In der traditionellen Lehre bedeutet
dies, daß Hitze in den Körper eingedrungen ist und ihn krank
gemacht hat. Glüht ein Grippekranker vor Fieber, sprechen die
Chinesen von „Feuer". Früher wurde speziell dieses Feuer
behandelt, sprich: das Fieber gesenkt. Heute ist natürlich auch
chinesischen Ärzten die Existenz von Viren und Bakterien als
Krankheitsauslösern bekannt. Entsprechend geben sie ihren
Patienten moderne Medikamente.

Aber ihre Betrachtungsweise hat sich grundlegend nicht so
sehr verändert. Ein klassischer Fall sind Kälteerkrankungen,
die chinesische Akupunkteure traditionell einstufen und
behandeln. Magen- und Darmkrankheiten sehen sie als Eindringen von Kälte in den Körper, auch manche Formen von
Arthritis werden nach traditioneller Lesart durch Kälte verursacht.

Wind ist für sie ein Krankmacher ersten Ranges. Selbst vor
lauen Lüftchen haben Chinesen einen Heidenrespekt. Haben
sie sich einen Wind gefangen, muß dieser Wind wieder aus
dem Körper gelöst werden, vorzugsweise durch Akupunktur.

„Modrige Feuchtigkeit" bedeutet ihnen zum einen dasselbe wie uns – die Feuchtigkeit in Kellerwohnungen zum Beispiel. Als Krankheitsursache kann sie aber auch, vor allem bei fülligeren Menschen, Verdauungsstörungen hervorrufen. Modrige Feuchtigkeit dringt bevorzugt über die Milz in den Organismus ein. Typisches Zeichen dafür ist eine belegte Zunge.

Seelische Krankheitsursachen

Bei all diesen etwas wunderlich anmutenden Diagnosen haben die alten Chinesen doch klar getrennt zwischen äußeren und inneren Faktoren, die eine Störung auslösen können. Daß seelische Probleme krank machen, haben sie lange vor den Europäern gewußt – und die Seelennöte therapiert. Tiefe Trauer, ständige Sorgen und Melancholie, aber auch überschwengliche Freude hielten sie für gesundheitsschädlich. Trauer schädigte ihrer Ansicht nach die Milz, machte appetitlos, verursachte Blähungen. Chronischer Ärger schlug auf die Leber. Angst und übertriebenes Glücksgefühl belasteten das Herz.

Die westliche Medizin hat diese überlieferten Grundsätze weitgehend bestätigt. Sie bezeugen die Weisheit der chinesischen Mediziner, ihre präzisen Beobachtungen und Schlußfolgerungen, die sich im Kern auch in unserer Volksmedizin wiederfinden. Unsere Vorfahren praktizierten notgedrungen eine ebenfalls ganzheitlich orientierte Gesundheitslehre. Einiges davon ist in Redewendungen und Sprichwörtern erhalten geblieben. „Ihm ist eine Laus über die Leber gelaufen" ist solch ein Beispiel. Man wußte – oder besser: spürte – schon damals, daß Mißmut und Ärger für die Leber nicht gesund sind.

Die Fünf Wandlungsphasen

Ist nach chinesischer Auffassung die Harmonie zwischen Körper und Seele oder im Organismus so stark gestört, daß er sich nicht mehr selbst zu helfen vermag, kann mit Akupunktur die alte Harmonie wieder ins Lot ~~gebracht~~ gebracht werden. Viele Menschen ignorieren jedoch die Signale ihres Körpers so lange, bis eine leichte Störung sich zu einer schweren Krankheit ausgewachsen hat. Ein Rädchen greift schließlich ins andere, eine Krankheit zieht die nächste nach – das ist das Gesetz von den Fünf Wandlungsphasen. Es ist ein Gesetz vom Werden und Vergehen. Es bedeutet Wachsen und Gedeihen in Harmonie, aber auch Krankheit und Zerstörung, wenn das Gleichgewicht ins Wanken gerät.

In der chinesischen Medizin lautet dies zunächst etwas abstrakt: Wasser zerstört Feuer; Feuer zerstört Metall; Metall zerstört Holz; Holz zerstört Erde; Erde zerstört Wasser.

Mit anderen Worten: In einem fortgeschrittenen Stadium des körperlichen Verfalls schließt sich irgendwann dieser Kreis. Dann bedingt ein Funktionsausfall den anderen; der Mensch ist dem Tode nahe. Dieses Modell wird verständlich, wenn wir den obengenannten Elementen die entsprechenden Organe zuordnen. Danach geht eine Nierenerkrankung (Wasser) unbehandelt in eine Herzerkrankung (Feuer) über. Davon wird die Lunge (Metall) angegriffen, die Leber (Holz), schließlich die Milz (Erde). Die Schädigung all dieser Organe führt am Ende zum Kollaps durch Nierenversagen (Wasser).

So logisch das System aufgebaut scheint, müssen wir dabei stets bedenken, daß die „Erfinder" dieser Lehre über die inneren Organe nicht sehr viel wußten. Sie hatten kaum anatomische Kenntnisse darüber, denn sie durften ja keine Obduktionen vornehmen. Um so erstaunlicher ist auf den ersten Blick, daß dieses Prinzip der Fünf Wandlungsphasen tatsächlich funktioniert, auch unter streng wissenschaftlicher Sicht. Das läßt sich so erklären: Zunächst einmal hatten die Urväter der chinesischen Medizin eine phänomenale Beobachtungsgabe. Sie forschten nicht mit dem Skalpell, sondern mit ihren Sinnen. Und sie sahen die Organe in ihrer Funktion nicht isoliert, sondern im Zusammenhang.

So konnten sie zwar nicht bestimmen, was in der Leber oder in der Milz chemisch passiert. Sie kannten aber das Zusammenspiel der einzelnen Organe im großen Orchester – und hörten genau, wenn der Takt nicht stimmte oder falsche Töne auftauchten.

Zang- und Fu-Organe

Die Traditionelle Chinesische Medizin hat den inneren Organen ganz ähnliche Funktionen zugeordnet wie unsere Schulmedizin. Darüber hinaus erfüllen sie aus chinesischer Sicht weitere Aufgaben.

Die grobe Einteilung: Zang-Organe sind Festkörperorgane wie Leber, Niere, Herz, Lunge, Kreislauf und Milz. Fu-Organe sind Hohl-Organe: die Gallenblase, der Dickdarm, der Magen und die Harnblase. Die alten Chinesen hielten die Zang-Organe für weitaus anfälliger für Krankheiten. Sie glaubten, daß diese Organe durch innere Störungen und eindringende Krankheitskeime eher gefährdet seien als die Fu-Organe.

Deshalb maßen sie diesen Organen auch mehr Bedeutung zu als wir im Westen. Die Leber betrachteten sie als das Hauptorgan im Körper. Nach ihrer Auffassung regelt sie die Verteilung der Energie und des Blutflusses, steuert sogar die Muskeln. Die Niere hielten sie, neben ihrer Filterfunktion, für das Organ, welches das Wachstum (auch der Knochen) fördert. Außerdem galt sie als Steuerinstrument für die Körperflüssigkeiten.

Vieles an diesen Theorien mag heute abenteuerlich klingen. Einige dieser Auffassungen sind inzwischen auch schlicht widerlegt. Und doch: Der Erfolg heiligt die Mittel; mit ihrer veraltet scheinenden Organlehre hat die chinesische Medizin Erfolg in der Behandlung von Patienten und konnte manchen Skeptiker im Westen schließlich überzeugen.

Denn selbst unsere Wissenschaft kennt, wenn wir nur die Leber anführen, wohl nicht alle Nebenfunktionen dieses Organs, seine geheimen Querverbindungen in den Körper hinein, seine biochemischen Datenbahnen, auf denen es die für uns verschlüsselten Botschaften verschickt.

Die Meridiane

Wo die Energie fließt

Die Traditionelle Chinesische Medizin kennt ein System von Leitbahnen im Körper, das sie Meridian-System nennt. Diese Energiebahnen wurden von hiesigen Forschern emsig gesucht, aber nicht gefunden. Es soll inzwischen allerdings gelungen sein, die Existenz der Meridiane anhand komplizierter Messungen nachzuweisen.

Vielleicht werden künftige Generation fündig werden und uns eines Tages eine solche Energiebahn auf dem Bildschirm präsentieren. Die traditionelle chinesische Lehre jedenfalls besagt, daß es zwölf sogenannte Hauptmeridiane gibt, jeweils sechs Yin- und sechs Yang-Meridiane. Die Meridiane verbinden die Organe miteinander, sie verlaufen an der Oberfläche des Körpers und folgen im wesentlichen den Muskeln und Sehnen.

Die Yang-Meridiane beginnen an den Fingerspitzen und verbinden sich mit den Yang-Meridianen der unteren Körperregion, die ihrerseits an den Zehenspitzen anfangen. Die Yin-Meridiane verlaufen an der Innenseite der Arme und Beine und verbinden sich im Brustbereich miteinander.

Es gibt zusätzlich sogenannte Nebenmeridiane, welche die Hauptmeridiane mit Organen und anderen Körperteilen zu einem Kommunikationsnetz verweben. Dieses System von Energiebahnen erklärt, weshalb manche Akupunkturpunkte (sie werden „Fernpunkte" genannt) ihre Wirkung an ganz fernen Körperstellen entfalten.

Die Meridiane haben also verschiedene Funktionen. Sie sind in der Lage, Reize von außen ins Körperinnere zu transportieren und umgekehrt. Sie lassen die Energie – Qi – durch den Organismus fließen, möglichst so gleichmäßig, daß an keiner

Stelle zuviel oder zuwenig Qi vorhanden ist. Diese Energie-
ströme ordnen die Chinesen den eben beschriebenen Festkör-
per- und Hohlorganen zu.

Einzelne Meridiane und ihre Wirkung

Akupunkturpunkte und Meridiane sind spiegelbildlich gleich
an beiden Körperseiten angeordnet. Daher werden in der Regel
beide Seiten auf gleiche Weise akupunktiert. Jede Krankheit
und jedes Symptom haben die ihnen zugeordneten Punkte und
Bahnen. Hier drei Beispiele:

Der Dickdarmmeridian läuft vom Zeigefinger über den Arm,
die Schulter und den Hals zu Mund und Nase. Damit „kontrolliert" er die Zähne, die Nase, sorgt per Fernwirkung außerdem
für eine gleichmäßige Stuhlentleerung. Akupunktiert wird er
bei Störungen im genannten Bereich, bei Heuschnupfen etwa
oder auch Halsentzündungen, bei Taubheit, Ohrensausen oder
Schmerzen.

Der Magenmeridian zieht sich von der Schläfe über das
Gesicht, den Hals, den Bauch übers Bein in die zweite Zehe
(neben dem dicken Zeh). Nach der chinesischen Tradition
überwacht er die Verdauung im Magen, fördert das Wachstum
durch Verteilung der Nährstoffe und sorgt für den rechten
Geschmack auf der Zunge. Seine vielen anderen Funktionen
lassen sich hier gar nicht aufzählen. Akupunktiert wird er zum
Beispiel bei Magenbeschwerden, schlechtem Geschmack im
Mund und bei Halsschmerzen, im Brustbereich auch gegen
Asthma, im Unterleib gegen Blasenstörungen, Impotenz und
Regelschmerzen.

Der Herzmeridian verläuft von der Achselhöhle über den
Innenarm in den kleinen Finger. Er kontrolliert das Herz, dazu
die Blutverteilung. Er ist darüber hinaus ein direkter „Draht"
zur Psyche, reguliert Freude und innere Wärme. Akupunktiert

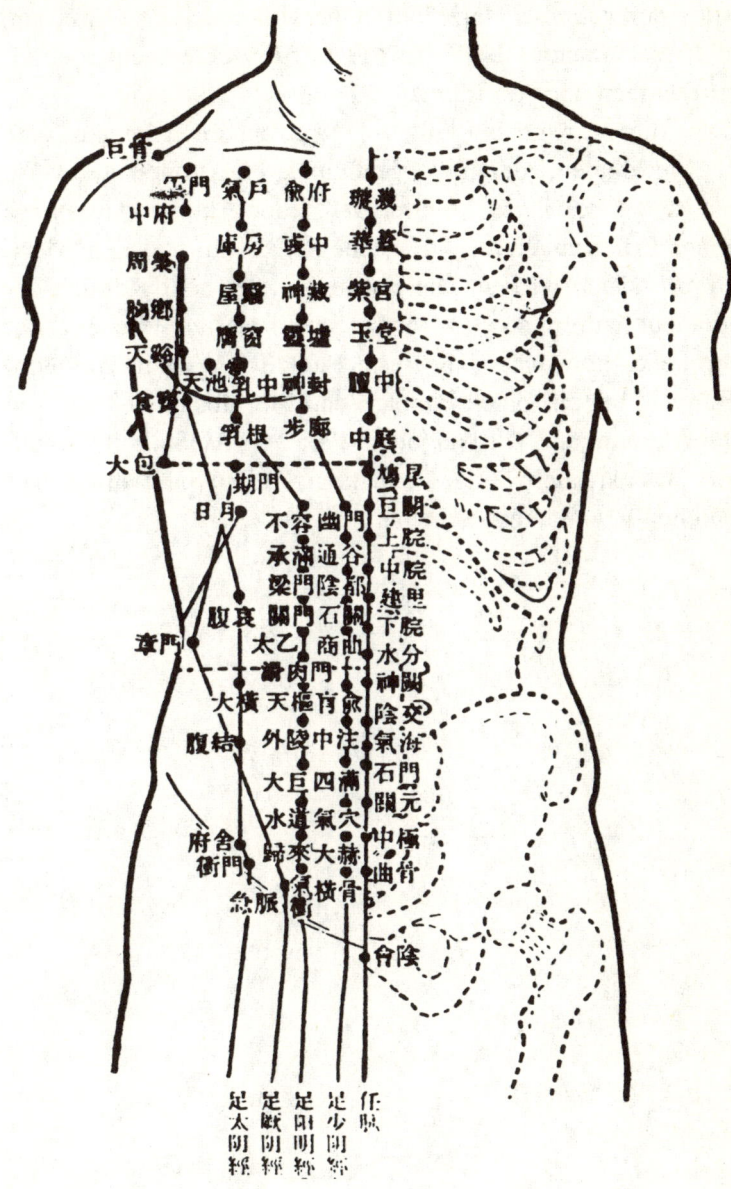

Meridiane und Akupunktur-Punkte
Abbildung aus einem chinesischen Lehrbuch

wird er demnach bei Herzklopfen, nervösen Herzbeschwerden, bei Kreislaufschwäche, aber auch bei schlechtem Schlaf, Depressionen und Alpträumen.

Dies hier war nur ein kurzer Auszug aus einer langen Liste von Meridianen, deren Verlauf und Funktionen teilweise umstritten sind. Dazu kommt, daß jeder Akupunkteur seine eigenen Erfahrungen macht, welche Punkte auf welchem Meridian am besten wirken. Die Faustregel: Je mehr Routine der Therapeut hat, um so eher wird er schon mal vom Schema der Lehrbücher abweichen, die feste Punkte vorgeben. Das wird zumindest bei einzelnen Punkten und Meridianen so sein. Ein guter Akupunkteur wird an jedem Patienten Maßarbeit vornehmen. Das ist auch nötig, denn kein Patient paßt mit seiner Krankheit genau in ein Schema.

Die Behandlung mit Akupunktur

Wie Akupunktur wirkt

Die Chinesen sprechen von Qi – der Energie, die in den Energiebahnen fließt und bei Störungen durch Akupunktur reguliert werden muß. In der modernen westlichen Akupunktur reden die Therapeuten zwar auch von Qi und von Energiefülle oder -leere. Weil sie sich aber nicht so sicher sein können, was sie damit eigentlich bezeichnen, und so bei kritisch nachfragenden Patienten leicht auf wissenschaftliches Glatteis geraten, benutzen einige auch der renommierteren Akupunktur-Spezialisten die altchinesischen Definitionen heute nicht mehr so gern. Sie wählen mehr und mehr handfestere Begriffe.

Der bekannte Wiener Akupunktur-Spezialist Prof. Johannes Bischko hat die Wirkung der Akupunktur auf vier Säulen gestellt, die medizinisch erklärbar sind:

1. Die neurophysiologische Wirkung

In die Haut münden unzählige Nervenleitungen. Manche Nerven liegen quasi „blank" unter der Haut, andere sind von einer Art Isolierschicht umgeben. Werden diese unterschiedlichen Nerven nun durch Nadeln gereizt, schicken sie ihre Schmerz-Botschaft mit jeweils unterschiedlicher Geschwindigkeit zum Schmerzzentrum im Hirn. Das Hirn wiederum weiß nicht so genau, wie es diese widersprüchlichen Schmerzreize einschätzen soll. Stark vereinfacht gesagt: Es erkennt darin kein eindeutiges Schmerzmuster, das auf eine echte Verletzung oder Krankheit schließen läßt. Es schaltet, bildhaft gesprochen, die Schmerzen ab, weil es von einem falschen Alarm ausgeht. Dabei verschwinden auch die Schmerzreize, die nicht von den Nadeln herrühren. Der Patient ist durch Überlistung des Schmerzzentrums beschwerdefrei. Das ist die erste Wirkung der Akupunktur.

2. Die neurochemische Wirkung

Wird die Haut mit Akupunkturnadeln gepiekt, entsteht eine winzige Verletzung. Nun hat unser Körper ein einzigartiges System, mit dem er seine Schmerzen lindern kann. Das sind chemische Botenstoffe, die nach jeder noch so kleinen Verletzung ausgeschüttet werden und die Schmerzleiter blockieren. Neurotransmitter werden sie genannt. Im einzelnen sind dies bei der Akupunktur Endorphine, Noradrenalin, Serotonin und Enkephaline. Diese natürlichen Schmerzblocker bewirken beim Akupunktur-Patienten eine schnelle Linderung seiner Beschwerden.

3. Die durchblutungsfördernde Wirkung

Akupunktur verstärkt die Durchblutung in den Geweben, und zwar die Durchblutung in den großen Blutgefäßen wie in den winzig kleinen. Dadurch entsteht Wärme, die der Patient als wohliges, manchmal allerdings auch unangenehmes Gefühl empfindet (das De-Qi-Gefühl). Weil durch die bessere Durchblutung mehr Nährstoffe und auch mehr Sauerstoff zu den Geweben gelangen, lassen sich auf diese Weise bestimmte Mangelzustände leicht beheben.

4. Die muskuläre Wirkung

Dieser entspannende Effekt auf Muskeln und Bindegewebe ist eines der Haupteinsatzgebiete von Akupunktur. Verspannte und verkrampfte Muskeln, eine steife Schulter lassen sich oft durch eine einzige Sitzung wieder lockern. Therapeutisch sinnvoll ist Akupunktur auch und gerade bei chronischen Muskelverkrampfungen, die mit Entzündungen einhergehen.

Bei Gelenkentzündungen beispielsweise tut jede Bewegung weh. Der Patient verkrampft sich immer mehr. Dabei müßte er das kranke Glied unbedingt etwas bewegen, um die Blutzirkulation zu verbessern. Aber schnell gerät er in einen Teufelskreis: Je schlechter die Blutversorgung wird, um so schlimmer die Entzündung – und umso verkrampfter der Muskel, weil auch die Schmerzen stärker werden. Akupunktur bewirkt in diesem Fall zweierlei: Sie lockert erstens die Muskeln. Das verschafft Bewegungsfreiheit und damit bessere Durchblutung. Zweitens werden die Schmerzen durch Ausschüttung von Schmerzblockern direkt bekämpft.

Der Effekt ist oft verblüffend: Wo selbst stärkste Medikamente keine Erleichterung gebracht haben, geht es den Kranken nach ein paar Akupunktur-Sitzungen wieder gut. Sie sind schmerzfrei, können sich bewegen – und das ohne Nebenwirkungen, die jedes eingenommene Medikament bekanntlich hat. Im Grunde sind die Reize durch Akupunktur so sanft, geradezu minimal, daß ihre durchschlagende Wirkung mit den oben beschriebenen biochemischen Prozessen allein kaum zu erklären ist. Deshalb sagt man heute, daß Akupunktur dem Körper eine neue Information gibt. Die falsche, krank machende Information wird gelöscht.

Weshalb Akupunktur oft lebenslang wirkt

Wie kommt es, daß eine Migräne nach einigen Akupunktur-Sitzungen verschwindet und nie wieder durchbricht? Das gelingt nicht immer, kommt aber häufig vor. Diese sogenannte Dauerwirkung ist selbst den Experten ein Rätsel. Sie unterstützt die obenstehende These, Akupunktur tausche falsche gegen richtige Informationen aus. Das ist allerdings eine wissenschaftlich unbewiesene Begründung. Was für sie spricht, ist vor allem die Tatsache, daß es zur Zeit keine schlüssigere These gibt. Neurochemiker vermuten, daß gestörte biochemische Abläufe im Gehirn durch den sanften, fast homöopathischen Reiz der Akupunktur ins Lot kommen, womit die traditionelle chinesische Lehre von der Harmonie wieder im Spiel wäre.

Wie groß sind die Heilungschancen?

Hier möchte ich die Erfahrungen von Professor Bischko aus Wien wiedergeben. Sie lauten: In 80 Prozent aller Fälle kommt es nach der ersten Behandlung zu einer leichten Besserung der Symptome. Die zweite und dritte Behandlung bringen eine Verschlechterung – die sogenannte Erstverschlimmerung. Ab der vierten Sitzung geht's deutlich aufwärts, oft bis zur endgültigen Heilung.

Bei rund 15 Prozent der Patienten läuft die Sache so: Nach der ersten Behandlung fühlen sie sich spontan besser. Auch die zweite Sitzung bringt noch etwas. Dann ist Schluß. Nach einiger Zeit kehren die Beschwerden zurück. Diese Kranken sind mit Akupunktur allein nicht zu heilen. Aber sie erreichen zumindest eine Zeitlang ein Nachlassen ihrer Beschwerden. Sie müssen immer wieder zur Akupunktur kommen, weil die Grundstörung bei ihnen nur zurückgedrängt werden kann, aber nicht beseitigt.

Zwei bis drei Prozent der Patienten stürzen gleich nach der ersten Sitzung in ein tiefes Loch. Ihre Beschwerden verstärken sich und werden nur ganz langsam schwächer. Diese Patientengruppe braucht viel Geduld und Leidensbereitschaft, damit Akupunktur helfen kann. Und schließlich gibt es etwa zwei Prozent Patienten, bei denen sich gar nichts rührt. Sie reagieren nicht auf Akupunktur. Wahrscheinlich ist ihr Organismus nicht mehr in der Lage, seine Selbstheilungskräfte zu aktivieren. Denn: Akupunktur ist wie ein Anlasser, der den Motor zum Laufen bringt. Doch weiterlaufen muß der Motor aus eigener Kraft.

Die Diagnosen

Die Pulsdiagnose

Wie in der westlichen steht auch in der traditionellen chinesischen Medizin die Diagnose vor der Therapie. Die Pulsdiagnose gehört zu den klassischen Diagnoseformen der altchinesischen Medizin, wird aber im Westen nicht häufig angewendet. Der Grund: Eine Diagnose per Pulstastung braucht sehr viel Erfahrung in dieser Technik. Außerdem hängt die Treffsicherheit vom Tastsinn des Akupunkteurs ab. Nicht jeder ist in den Fingern von Natur aus so feinfühlig, daß er bis zu 300 unterschiedliche Pulsarten erkennen kann, wie die alten Meister der chinesischen Heilkunde das noch beherrschten.

Ursprünglich wurde die Pulsdiagnose an mehreren Arterien vorgenommen. Heute genügt die Schlagader am Handgelenk. Die mittleren drei Fingerkuppen des Therapeuten nehmen, leicht angedrückt, an dieser Schlagader den Puls ab.

Nach der traditionellen Lehre ist das Blut „Yin", der Blutdruck „Yang". Bei leichtem Druck auf die Schlagader tastet der Akupunkteur den Yang-Puls. Drückt er fester zu, fühlt er in der Tiefe auch den Yin-Puls. Mit dieser Methode kann man zunächst feststellen, welche Charakteristik ein Pulsschlag hat. Ist er flach und kaum fühlbar? Dann ist der Patient wahrscheinlich chronisch krank. Bei einem starken, schnellen Puls hat er womöglich eine akute Infektion. Je routinierter der Arzt mit dieser Diagnoseform umgeht, um so besser und exakter kann er die Pulsarten weiter differenzieren:

Ein flacher Puls kann auch ein oberflächlicher Puls sein und auf das Frühstadium einer akuten Erkrankung hindeuten. Ein niedriger Pulsschlag läßt auf innere Erkrankungen schließen. Mangelerscheinungen machen sich durch einen Fadenpuls bemerkbar, welcher sich wie ein Wasserfall anfühlt, der durch ein enges Röhrchen geleitet wird. Der harte Bogensehnen-Puls heißt so, weil er sich wie eine gespannte Bogensehne anfühlt. Solche Patienten leiden oft unter Migräne. Der fliegende Puls wird als rund und rollend beschrieben, wie eine rollende Kugel. Er kann ein Zeichen für Verdauungsstörungen sein.

Des weiteren läßt sich – nach klassischer Lehre – die Energiefülle oder -leere in den Meridianen ertasten, die am Handgelenk verlaufen. An den Meridianpunkten fühlt der Akupunkteur, in welchem Zustand die jeweiligen Meridiane sind. An der linken Hand ermittelt er den Herz-Kreislauf-Meridian und den Meridian für Leber und Niere, am rechten Handgelenk die Meridiane für Lunge, Milz und Niere.

Wie gesagt, einfach ist eine solche Diagnose nicht. Es wird behauptet, daß die Treffsicherheit bei 80 Prozent liegen soll, allerdings in China. Bei uns lassen sich, wenn der Therapeut nicht ganz sattelfest ist, mit modernen westlichen Verfahren präzisere Ergebnisse erzielen.

Die Zungendiagnose

Ähnlich ist es mit der Zungendiagnose. Auch sie liefert nur dann brauchbare Resultate, wenn der Akupunkteur sich wirklich darauf versteht. Sie ist aber nicht ganz so schwierig zu erlernen. Wichtig zur Beurteilung sind der Zungenrand und der Zungenbelag. Bei gesunden Menschen ist der Rand von einem zarten, blassen Rot, der Belag auf der Zunge dünn und durchscheinend.

Die folgenden Diagnosen von krankhaft veränderten Rändern und Belägen müssen wir im traditionellen Kontext sehen. Sie entsprechen nicht den westlichen Diagnosen.

Ein blaß getönter Zungenrand, etwa mit Druckstellen von Zähnen, zeigt das Eindringen von Kälte an, kann aber auch ein Mangel an Qi sein.

Ein knallroter Zungenrand zeigt eine Hitzeerkrankung an. Wichtigstes Kennzeichen ist eine rote Zungenspitze, die ihrerseits auf eine mögliche Lebererkrankung Hinweise gibt.

Ein purpurroter Zungenrand signalisiert ebenfalls eine Hitzeerkrankung, eventuell eine Blutvergiftung. Er kann auch eine innere Austrocknung andeuten, wenn ein Mensch zuwenig trinkt oder im Endstadium einer unheilbaren Krankheit wie Krebs steht.

Weiße Beläge auf der Zunge sehen die Chinesen als Eindringen von Kälte und Feuchtigkeit; gelber Belag zeigt an, daß Hitzeerreger in den Körper eingedrungen sind.

Ein Akupunkteur, der diese Zeichen richtig zu deuten weiß, bekommt durch die Zungendiagnose Hinweise auf Akupunkturpunkte, die für die Heilung wichtig sind.

Die Techniken der Akupunktur

Für die Länge und Dicke der Nadeln gibt es keine festen Vorschriften. Auch das Material, aus dem sie gemacht sind, ist nicht vorgeschrieben. Am häufigsten werden Stahlnadeln verwendet. Aber auch Silber-, Gold- oder sogar Platinnadeln kommen zum Einsatz. Die Art des Metalls spielt für den Patienten vermutlich keine Rolle, obwohl es Akupunkteure gibt, die je nach Erkrankung unterschiedliche Nadeln setzen. Die Chinesen jedenfalls verwenden ausschließlich Stahlnadeln.

Normalerweise sind die Nadeln so dünn, daß der Patient den Einstich kaum spürt. Sie werden mit einer schnellen, drehenden Bewegung vier bis zehn Millimeter tief gesetzt, bei manchen Erkrankungen auch tiefer. Normalerweise darf der Einstich nicht richtig weh tun. Sonst hat der Akupunkteur vielleicht etwas falsch gemacht. Manche Patienten haben allerdings ein gesteigertes Schmerzempfinden; und an einigen Körperstellen reagieren viele Patienten auf die Stiche empfindlich, zum Beispiel am Ohr.

Wie tief der Therapeut die Nadeln setzt, hängt von der jeweiligen Erkrankung ab und von den Meridianen, die er beeinflussen möchte. Verlaufen sie mehr im Körperinneren, muß er entsprechend tief gehen. Oder er reizt die Haut nur an der Oberfläche. Er kann schnell oder langsam stechen, die Nadeln zwischendurch leicht drehen oder ruhig stecken lassen. Und er kann sie schnell oder langsam herausziehen.

Mehr als 16 Nadeln werden normalerweise nicht gesetzt. Weil oft an beiden Körperhälften spiegelbildlich akupunktiert wird, auch wenn der Patient nur an einer Seite Beschwerden hat, sind es dann pro Seite maximal acht Nadeln an acht Akupunktur-Punkten.

Allerdings gibt es Abweichungen von der Regel, die sich aus der Vielzahl der Strömungen und Lehrmeinungen in der

Akupunktur ergeben. Außerdem macht jeder Akupunkteur seine eigenen Erfahrungen, lernt ständig dazu und kann eines Tages mit gutem Gewissen seine eigenen Techniken einsetzen, die von den allgemein gültigen Regeln abweichen dürfen.

Grundsätzlich sollte eine Akupunktursitzung nicht länger als 20 Minuten dauern. Die Nadeln werden dann schmerzfrei herausgezogen. Manchmal bildet sich an der Einstichstelle ein Tröpfchen Blut. Das ist harmlos, auch für Patienten, die zum Beispiel Bluter sind. Weil aber jeder noch so winzige Einstich eine Hautverletzung mit sich bringt, sollte die nächste Behandlung erst rund eine Woche später stattfinden. Dann ist die kleine Wunde verheilt und kann unbesorgt wieder angepiekt werden.

Während die Nadeln stecken, liegt der Patient bequem. Er darf sich etwas bewegen, nur nicht umdrehen oder zappeln, sonst kann er sich leicht an den Nadeln verletzen. Aber dieses Bedürfnis hat ohnehin kaum jemand während der Therapie. Denn spontan nach dem Setzen der Nadeln entspannen sich die meisten Patienten und werden müde. Manche schlummern sogar ein und sind hinterher so duselig und wohlig entspannt, daß sie besser nicht Auto fahren sollten.

Noch ein Wort zu den Nadeln: Zur Raucherentwöhnung und allgemein bei Suchterkrankungen setzt der Akupunkteur häufig auch Dauernadeln, die bis zu drei Wochen in der Haut bleiben. Diese Nadeln sind dicker und kürzer, haben eine Art Widerhaken, damit sie nicht herausfallen, und werden in bestimmte Punkte am Ohr gesetzt. Das tut etwas weh, weil die Nadeln so dick sind. Während der Tragezeit muß der Patient peinlich genau auf Sauberkeit an dieser Stelle achten, damit sich nichts entzünden kann. Denn im Grunde läuft er ja mit einer offenen Wunde umher. Die Nadeln fallen leicht heraus, wenn sie schon ein paar Tage stecken. Oft passiert das, wenn sich das Pflaster durch die Feuchtigkeit beim Waschen löst. Die Nadel fällt dann gleich mit heraus. Wenn die Stelle, wo die Nadel sitzt, rot und heiß wird, anschwillt und sehr schmerzt, sollte man rasch zu einem Arzt gehen. Ist die Nadel herausgefallen, sollte man möglichst bald eine neue Nadel setzen lassen, damit die Behandlung nicht zu lange unterbrochen wird.

Neben der konventionellen Nadelung wenden manche Akupunkteure ähnliche Methoden an, um Akupunkturpunkte zu stimulieren. Die nun folgenden Verfahren sind zumindest umstritten, weil sie nach Meinung mancher Akupunkteure auch nicht besser wirken als die gewöhnliche Nadel und weil einige von ihnen recht schmerzhaft sind. Der Vollständigkeit halber hier eine kurze Beschreibung:

Beim Nähstich werden Fäden durch die Haut gezogen und mit einem Ruck wieder entfernt. Das ergibt eine ziemlich große Wunde. Diese ruppige Methode soll eine besonders kräftige Stimulation ergeben.

Manche Akupunkteure schneiden mit dem Skalpell eine kleine Wunde an einem Akupunkturpunkt, meistens in der Handinnenfläche. Diese Behandlung soll gegen Asthma und Magengeschwüre helfen.

Beim Schnürverfahren wird die Haut wie nach einer Operation zugenäht und eingeschnürt. Das bleibt so, bis sie sich entzündet hat. Auch diese Brachial-Methode soll bei Asthma wirken.

Schonender und nach westlichen Maßstäben sinnvoller ist die Aku-Injektion. Der Akupunkteur sticht mit einer Injektionsnadel in den Punkt und spritzt dabei geringe Mengen eines Medikaments hinein. Die Aku-Injektion wird im Vergleich zu den vorher genannten Methoden häufiger angewendet. Die anderen Verfahren gehören in die Kategorie der Außenseiter-Methoden, bei ihnen ist Vorsicht geboten.

Die Moxibustion

Diese Variante der Akupunktur wird auch „Moxa" genannt und gehört seit 2000 Jahren zu den bewährten Techniken der Traditionellen Chinesischen Medizin. Der Name stammt vom Moxa-Kraut (zu deutsch: Beifuß), das zu Kegelchen geformt und auf der Haut angezündet wird, direkt auf einem Akupunktur-Punkt. Der Vorteil: Wärme gelangt in tiefere Gewebeschichten. Das fördert die Durchblutung, der Wärmereiz sorgt am Punkt für einen zusätzlichen „Kick", verstärkt also den Stichreiz.

Der Nachteil: Das Kraut riecht beim Verbrennen unangenehm. Außerdem bilden sich durch die entstehende Hitze häufig Brandblasen. Das ist der Hauptgrund, weshalb diese Methode bei uns kaum noch angewendet wird, auch wenn manche Akupunkteure zwischen Brennkegel und Haut eine Knoblauchscheibe legen, um Brandblasen zu verhüten. Die Kegelchen sind übrigens, je nach Verwendungszweck, klein wie ein Stecknadelkopf bis kirschgroß.

Um die Gefahr von Verbrennungen zu minimieren, und weil es handlicher ist, läßt der Akupunkteur eine sogenannte Moxa-Zigarre dicht über dem Akupunktur-Punkt abbrennen. Höchstens zehn Minuten dauert die Prozedur, bei der das in Zigarrenform gerollte Kraut langsam verglimmt. Die Haut rötet sich dabei, wird warm und kann sich nach der Behandlung schon mal wie nach einem leichten Sonnenbrand anfühlen.

Ganz sicher vor Verbrennungen ist man heute mit Infrarot-Strahlern, die eine punktförmige Wärme auf den Akupunkturpunkt lenken. Das hat den gleichen Effekt wie die Moxa-Therapie, ist nur schonender vor allem für Patienten, die ohnehin eine empfindliche Haut haben. Die Infrarot-Bestrahlung ist nicht ganz so intensiv wie Moxibustion oder Nadelung. Mit ihr werden die oberflächlich liegenden Punkte erreicht, die Wärme dringt nicht so tief ein. Aber das läßt sich leicht kompensieren, indem man die Techniken miteinander kombiniert – zum Beispiel einzelne Punkte nadelt und andere gleichzeitig mit Wärme behandelt. Es kann nicht oft genug betont werden, daß hier wie bei allen Anwendungen mit Akupunktur die Erfahrung des Therapeuten für den Erfolg entscheidend ist.

Für die Chinesen sind Nadelung und Moxibustion zwei Teile einer Therapie: der Akupunktur. Die chinesischen Schriftzeichen für Akupunktur bedeuten „Stechen und Brennen". Die traditionelle Lehre sagt, daß dem Körper durch Moxibustion Yang-Energie zugeführt wird. Chronische Abwehrschwäche läßt sich dadurch ebenso beheben wie chronische Krankheiten, bei denen der Körper selbst nicht mehr die Kraft aufbringt, sich zu wehren.

Weitere Schwerpunkte der Moxa-Behandlung sind unter anderem: Verdauungsstörungen, Krankheiten der Atemwege, Depressionen, degenerative Gelenkerkrankungen, chronische Erschöpfung, niedriger Blutdruck und ständiges Frieren.

Nicht angewendet werden sollte sie bei Erkrankungen, die von sich aus Hitze produzieren, etwa bei Infektionen mit hohem Fieber, bei Hitze-Störungen wie Nervosität, bei hohem Blutdruck und Schlafstörungen.

Die Laser-Akupunktur

Bei Patienten mit Gürtelrose, Ekzemen, Geschwüren und anderen Hauterkrankungen wird der Akupunkteur statt Nadeln das Laserverfahren wählen. Auch Leute, die große Angst vor Nadeln haben oder sehr schmerzempfindlich sind, sollten mit dem Laserstrahl akupunktiert werden. Die Geräte gehören zu den Softlasern. Das heißt, ihre Leistungsstärke liegt im Schnitt bei lediglich zwei Milliwatt – im Gegensatz zu „harten" medizinischen Lasern, die Gewebe zerschneiden und verdampfen können.

Trotzdem reicht die Kraft der weichen Laser aus, um etwa die gleiche Wirkung wie bei einer Nadelung zu erzielen. Sie sind sogar so kräftig, daß 15 bis 20 Sekunden Bestrahlung pro Akupunkturpunkt meistens ausreichen. Wir erinnern uns: Nadeln bleiben bis zu 20 Minuten in der Haut stecken.

Nun hat nicht jeder Akupunkteur ein solches Gerät in seiner Praxis stehen. Das muß kein Nachteil sein, denn die klassische Nadelung ist allemal so wirksam wie moderne Verfahren. Wer den Laser besitzt, wird ihn gelegentlich auch an Punkten einsetzen, wo bei einer Nadelung selbst tapfere Patienten das Gesicht verziehen: am Ohr etwa und anderen Partien, die reichlich mit Nerven durchzogen sind.

Bei sämtlichen modernen Verfahren ist allerdings nicht bekannt, wie lange der Effekt anhält. Das gilt für die Laser- wie die gleich folgende Elektro-Akupunktur. Ob zum Beispiel durch diese Methoden eine Migräne für Jahre und Jahrzehnte verschwindet – wie bei klassischer Akupunktur erwiesen –, muß sich noch zeigen. Wer die Nadeln gut verträgt, sollte sich deshalb vielleicht besser an die Tradition halten.

Die Elektro-Akupunktur

Zwei Behandlungsarten laufen hierzulande unter diesem Begriff. Da gibt es einmal die Stimulation der Punkte mit schwachem elektrischem Strom über eine Nadel, die in der Haut steckt. Das erspart dem Akupunkteur das gelegentliche Drehen der Nadeln in der Haut. Dieses sanfte Drehen dient dazu, die Wirkung zu steigern – was der Strom genausogut besorgt.

Zur Schmerzbehandlung gibt es andererseits Geräte, die der Patient mit nach Hause nehmen kann. Diese Apparate zur „transkutanen elektrischen Nerven-Stimulation" (TENS) haben keine Nadeln, sondern zwei Elektroden. Die Elektroden werden auf den Körper geklebt, meistens eine auf den Rücken und die andere auf die Brust. Wird das Gerät eingeschaltet, so blockiert der Schwachstrom Nerven, die sonst den Schmerz weiterleiten würden. Die Nerven werden regelrecht betäubt.

Das Ganze funktioniert tadellos und ohne Nebenwirkungen. Der Patient kann die Stromstärke regulieren – je nachdem, wie stark seine Schmerzen sind. Ein Segen ist diese Technik vor allem für Kranke mit chronischen starken Schmerzen. Sie müßten sonst starke Medikamente nehmen. So können sie sich für Stunden ans Gerät anschließen und in dieser Zeit schmerzfrei leben.

Nebenbei: Selbst in der Zahn-Narkose sind solche Geräte schon im Einsatz. Hier ersetzen sie mehr und mehr die Schmerzspritze, wenn der Zahnarzt tief bohren muß. Bei vereiterten Zähnen und Extraktionen muß der Zahnarzt aber auch weiterhin spritzen – so stark ist die betäubende Wirkung der Geräte nicht.

Wann Akupunktur nicht angewendet werden sollte

Manche Medikamente können die Wirkung der Akupunktur schmälern. Vor allem Kortison ist solch ein Mittel, das aus bislang nicht geklärten Gründen den Behandlungserfolg beeinträchtigt. Es kommt auf die Höhe der Dosierung und auf die Behandlungsdauer mit Kortison an. Eine kurzfristige Einnahme geringer Mengen ist keine Gegenindikation. Wer aber, wie bei manchen chronischen Erkrankungen nötig, über längere Zeit höhere Dosierungen einnehmen muß, sollte sich nicht zu viele Hoffnungen machen. Er kann es mit Akupunktur probieren, wenn er die Kortison-Therapie auf jeden Fall fortsetzen muß. Er sollte nicht enttäuscht sein, wenn sich nichts tut. Falls Akupunktur dann doch hilft – um so besser.

Intensive Bestrahlungen gegen Krebs vereiteln den Therapieerfolg ebenso; auch eine Bäderkur, so hat sich gezeigt, läßt

Akupunktur schlecht aussehen. Die Faustregel: Nach Kortison-behandlung, Kur und Bestrahlung einige Wochen warten. Dann greift Akupunktur wieder.

Mancher Akupunkteur hält auch Zahnplomben aus Amal-gam für ungünstig und erwartet vom Patienten, daß er die Plomben vorher gegen andere Zahnfüllungen austauschen läßt. Selbst homöopathische Giftausleitungen vor Akupunktur-Behandlungen sind nicht selten – und sinnvoll, wenn man bedenkt, wie viele Giftstoffe aus der Nahrung und der Umwelt im Gewebe abgelagert sind. Solche Giftausleitungen haben einen doppelten Zweck. Zunächst die Entgiftung selbst; der Organismus wird innerlich gereinigt und gesünder. Außerdem reagiert ein gesunder, weniger abgestumpfter Körper auf die sanften Akupunktur-Reize intensiver.

Die Akupunktur-Punkte

Pforten im Meridiansystem

Was ist das Besondere an Akupunktur-Punkten? Wie lassen sie sich erkennen? Womit stehen sie in Verbindung?

Sie sind, im Gegensatz zu den unendlich vielen „normalen" Nervenenden in der Haut, so etwas wie Briefkästen in einem weitverzweigten, geheimnisvollen Informationssystem – dem der Meridiane und des Nervensystems. Von Akupunktur-Punkten aus lassen sich Botschaften in weit entfernte Körperregionen schicken. Dort führen die neuen Informationen zu einer organischen Veränderung, nämlich zur Linderung oder Heilung eines Leidens.

Akupunktur-Punkte liegen nach altchinesischer Vorstellung auf den Meridianen, die die Transportröhren und Speicher der Körperenergie sind – des Qi. Nach westlich-wissenschaftlicher Ansicht sind diese Punkte zugleich Nervenpunkte, mit denen sich das Nervensystem beeinflussen läßt. Weil die Existenz der Meridiane bisher nicht bewiesen ist, reiben sich hier westliche und östliche Lehre immer noch aneinander.

So müssen wir wieder einmal unterscheiden zwischen den Denkrichtungen. Fangen wir mit der westlichen an. Sie besagt, daß es „Triggerpunkte" gibt. Diese Punkte schmerzen, wenn sie mit dem Finger gedrückt werden, und sind grundsätzlich als Akupunktur-Punkte anzusehen. Nachweisen lassen sich diese Punkte auch mit Messungen, denn sie haben einen deutlich herabgesetzten elektrischen Hautwiderstand. Diese Tatsche machen sich Punktsuchgeräte zunutze.

Wichtige Punkte haben in der Regel einen größeren Durchmesser als Nebenpunkte – ein weiterer Hinweis für den Therapeuten. Solche Punktsuchgeräte sind ein wichtiges Hilfsmittel für weniger erfahrene Akupunkteure. Routiniers gehen mit

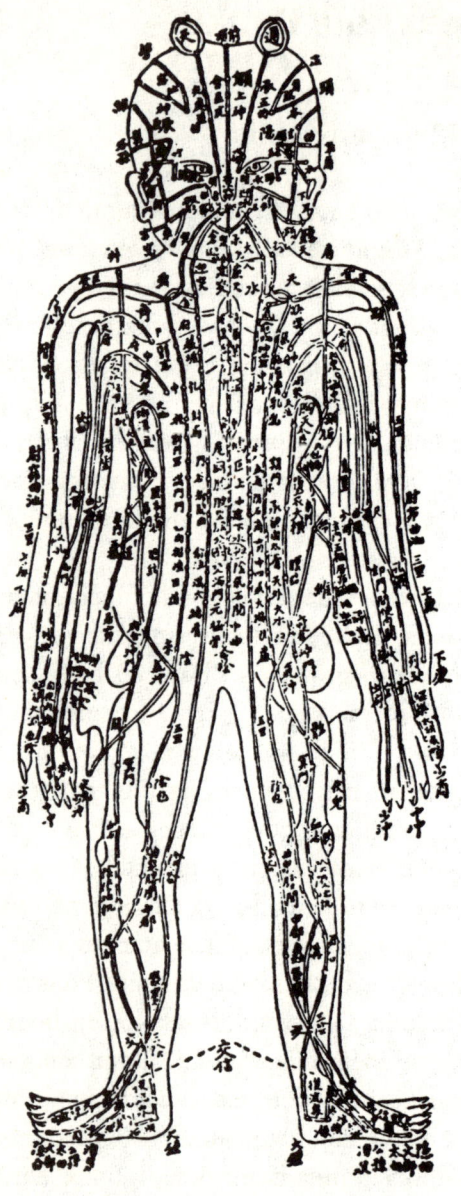

Alte Akupunktur-Tafel mit Meridianen, Akupunktur-Punkten
und ihren Bezeichnungen
Abbildung aus einem chinesischen Atlas

ihnen auf die Suche nach neuen Punkten. Nicht selten werden
sie sogar fündig. Die meisten therapeutisch sinnvollen Punkte
stehen allerdings seit langem fest.

Ihre Zahl geht in die Hunderte. Über 300 Hauptpunkte muß
der Therapeut unterscheiden, dazu kommen mehr als 100 Ohr-
punkte und rund 170 Punkte, die nicht auf den Meridianen liegen. Für jede Krankheit stehen dem Akupunkteur rund 40
verschiedene Punkte zur Auswahl, die er nur mit viel Routine
auch benutzen kann.

Andererseits eröffnet ihm diese Palette phantastische Möglichkeiten, auf verschiedenen Wegen zum Ziel zu gelangen. In
Lehrbüchern kann er nachlesen, welche Punkte bei welcher
Störung mit hoher Wahrscheinlichkeit helfen. Für den Profi
sind solche Lehrbücher, so umfangreich sie sein mögen, nur
das Einmaleins, seine Grundausstattung. Ein guter Akupunkteur probiert auch gern neue Kombinationen aus. Das ist keine
Spielerei auf Kosten der Patienten, sondern notwendig für den
therapeutischen Fortschritt in der Akupunktur.

Von „grausamen" und „göttlichen" Punkten

Auch in China bleibt die Akupunktur nicht stehen. Sie entwik-
kelt sich rasant, nach Jahrzehnten der Stagnation. So hat sie
Diagnosepunkte entdeckt, mit denen sich etwa eine Blinddarm-
entzündung leicht feststellen läßt. Andere Punkte gehören seit
langem zum Standard-Repertoire: Sedierungspunkte zum Beispiel, über die ein überreizter Patient Dampf ablassen kann. Die
Chinesen sagen dazu: Die Energie wird abgeführt. Zugeführt
wird Energie, wenn der sogenannte Tonisierungspunkt gestochen wird. Bei Erschöpfungszuständen ist dies der Fall.

Die traditionelle Akupunktur kennt fünf Transportpunkte, an
denen Energie umgeleitet werden kann, außerdem über 100
Kreuzungspunkte, die sehr praktisch sind: Der Akupunkteur

spart Nadeln, denn er kann in mehrere Richtungen mit einer Nadel therapieren.

Kardinalpunkte aktivieren sogenannte Zusatzmeridiane ohne eigenen Energiefluß. Dennoch tragen diese Punkte ihren Namen zu Recht. Sie entfalten eine schnelle und heftige Wirkung, wie auch die Meisterpunkte, die für ihre Fernwirkung bekannt sind.

Alle wichtigen Akupunkturpunkte finden sich nach der traditionellen Lehre am Kopf, an den Händen und Füßen. Inzwischen haben die Chinesen manches dazugelernt. Sie wissen heute, daß es wichtige Punkte am ganzen Körper gibt. Früher war ihnen diese Erkenntnis verwehrt, weil sich die Patienten zur Untersuchung nicht ausgezogen haben – nur Kopf, Hände und Füße waren unbedeckt.

Um so phantasievollere Bezeichnungen gaben sie den Punkten, die sie kannten. „Göttlicher Gleichmut", „Grausame Bezahlung", „Glanz des Augapfels", um nur einige zu nennen. In diesen bildhaften Ausdrücken spiegelten sich immer die Beschwerden und deren Behandlung wider. „Göttlicher Gleichmut" hieß der Punkt beispielsweise, weil er in Aufruhr geratene Seelen besänftigte.

Die Ohr-Akupunktur

Das Ohr ist eines der empfindlichsten Körperteile und eines der sinnlichsten. Bei einigen Völkern hat das Ohr sogar fast den Status eines Liebesorgans, so hingebungsvoll wird es dort beschmust und gestreichelt.

Das wundert nicht, denn im Ohr ballen sich viele Nervenenden, deren Stränge durch den ganzen Körper laufen und sich mit Organen wie Leber, Blase, Augen und Herz verbinden. Das Ohr ist ein Zentrum der Reflexzonen, daher rührt auch die spontane Wirkung einer solchen Therapie.

Früher trugen die Seeleute und Kutscher kleine Ohrringe in der Mitte des Ohrläppchens, am „Punkt des Auges". Das sollte ihre Sehkraft stärken. Die Chinesen sahen (und sehen) im Ohr sämtliche Yang-Meridiane zusammenlaufen. Nach der klassischen chinesischen Lehre sind vom Ohr aus nahezu alle Meridiane erreichbar und therapierbar.

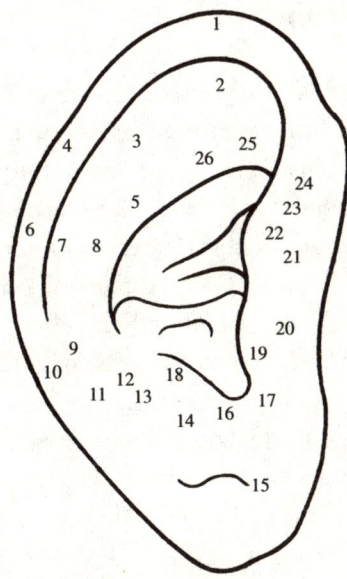

1. Schädeldecke
2. Fußgelenk
3. Kniegelenk
4. Knorpelleiste 2
5. Bauch
6. Knorpelleiste 3
7. Schultergelenke
8. Brust
9. Knorpelleiste 4
10. Schlüsselbein
11. Halswirbel
12. Nacken
13. Hinterkopf
14. Stirn
15. Auge
16. Auge 2
17. Auge 1
18. besonderer Asthmapunkt
19. Niere
20. Nase
21. Außenohr
22. Dickdarm
23. Harnwege
24. äußere Genitalien
25. Hüftgelenk
26. Gesäßbäcke

Selbst die alten Griechen traktierten das Ohr mit heißen Holzstückchen, um Erkrankungen zu lindern. 300 vor Christus hat Hippokrates dieses Verfahren beschrieben. Und er schrieb eine uralte Hypothese auf, die festes Glaubensgut bei vielen Völkern war, so auch bei den Chinesen: daß die Ohrmuschel das Abbild eines auf den Kopf gedrehten Menschen sei. Daraus erklärt sich die verbreitete Annahme, daß jedem Organ unseres Körpers ein Akupunktur-Punkt im Ohr zugeordnet sei, sich im Ohr also jede Funktion unseres Organismus widerspiegele.

Wer sich die entsprechenden Zeichnungen anschaut, wird verblüfft sein. In die Ohrmuschel paßt tatsächlich ziemlich genau ein menschlicher Embryo hinein, der dort so ähnlich liegt wie kurz vor Geburt in der Gebärmutter: den Kopf nach unten, die Beine angewinkelt. Der Kopf ist gleich dem Ohrläppchen, der Rücken des Kindes verläuft wie der geschwungene Ohr-Knorpel, und die inneren Organe liegen am Gehörgang.

Weshalb die Wirkung so schnell eintritt

Der größte Teil der Ohrmuschel ist wie gesagt von Nerven durchzogen, die „Schaltstellen" für Vorgänge und Veränderungen im ganzen Organismus besitzen. Zusammengenommen ergibt sich eine Skala von rund 100 Akupunktur-Punkten am Ohr. Werden sie gereizt, ist der Effekt stark und spontan. Daraus resultiert zum überwiegenden Teil die Beliebtheit der Ohr-Akupunktur bei Therapeuten und Patienten. Sie wirkt intensiver und schneller als die gewöhnliche Akupunktur, weil sie vermutlich auch das nervöse Nervenzentrum im Hirn ohne Umwege anspricht.

Dieser manchmal blitzartige Reflex zeigt sich besonders bei Muskelverspannungen. Sie lösen sich innerhalb weniger Minuten. Das ist angenehm für die Patienten. Vor allem für solche, die keine Zeit haben und den raschen Erfolg suchen.

Speziell bei Suchterkrankungen und seelischen Störungen leistet die Ohr-Akupunktur wertvolle Dienste. Gegen Asthma, Heuschnupfen und Migräne hat sie sich bewährt, ebenso bei Gelenkverschleiß und Sehnenscheiden-Entzündungen.

Was Ohr-Akupunktur nicht so gut kann

So schnell die Wirkung kommt, geht sie bei der Ohr-Akupunktur manchmal wieder. Im Klartext: Diese Methode hat sich zur Langzeit-Behandlung nicht immer bewährt. Der Effekt vergeht nach einiger Zeit, die Behandlung muß wiederholt werden. Auch scheint es so zu sein, daß Ohr-Akupunktur nicht recht an die inneren Organe herankommt, obwohl direkte Verbindungen dorthin bestehen. Innere Krankheiten, vor allem chronische, sind mit ihr schwerer zu behandeln als mit konventioneller Akupunktur. Der Experte Johannes Bischko aus Wien empfiehlt daher, die Ohr-Akupunktur gegen akute Beschwerden einzusetzen – in erster Linie zur Schmerzbekämpfung – und sonst eine Kombination beider Methoden auszuprobieren.

Die Technik der Ohr-Akupunktur

Für die Ohr-Akupunktur gibt es besondere, extradünne Nadeln, damit der Einstich nicht so weh tut. Außerdem liegen die Punkte hier so eng beieinander, daß mit dickeren Nadeln möglicherweise auch andere Punkte unbeabsichtigt gereizt werden könnten.

Anders ist es mit den Nadeln, die länger im Ohr bleiben. Wie bereits angesprochen, sind diese Nadeln dick und haben eine Art Krempe, die wie ein Widerhaken funktioniert. Das hält die Nadel für einige Tage im Ohr fest. Solche Nadeln werden gegen Suchtkrankheiten und zum Abmagern gesetzt.

Für den Akupunkteur ist es nicht ganz einfach, die Punkte am Ohr zu finden, weil sie so winzige Abstände zueinander haben. Ein elektronisches Punktsuchgerät ist dann eine echte Hilfe. Bei akuten Krankheiten bestimmter den Ohrpunkten zugeordneter Organe fällt die Suche wiederum leichter, weil die Punkte auf leichten Druck hin schmerzen.

Verwandte Methoden

Die Spezialisierung macht auch vor der Akupunktur nicht halt. In der letzten Zeit haben sich Therapieformen entwickelt und verfeinert wie die Schädel-Akupunktur, mit der Lähmungen behandelt werden – zum Beispiel nach einem Schlaganfall. Auch bei Hirnverletzungen nach Unfällen hat es mit dieser Variante der Akupunktur Erfolge gegeben.

Diese Erfolge sind allerdings mühsam erkämpft. Rasche Besserung ist nicht zu erwarten. Die Behandlung sollte so schnell wie möglich nach Einsetzen der Störung beginnen. Um die geeigneten Punkte zu finden, muß der Therapeut zunächst den Schädel elektronisch genau vermessen. Die Punkte liegen entlang der Hirnwindungen.

Wie im Ohr, liegen in Händen und Füßen überdurchschnittlich viele Nervenenden. Nach der chinesischen Tradition lassen sich auch von hier aus die Meridiane sehr gut beeinflussen. Daraus hat sich eine spezielle Hand- und Fuß-Akupunktur entwickelt. Die Hand wird dabei an der Innenfläche genadelt, der Fuß häufig an den Fußsohlen. Weil diese Stellen sensibel sind, schmerzt der Einstich hier mehr als an anderen Körperstellen.

Ob die Akupunktur einzelner Körperteile sinnvoll ist, bezweifeln manche Experten. Die meisten Akupunkteure wenden lieber die klassische Akupunktur am ganzen Körper an, inklusive der Extremitäten und des Schädels. Im Endeffekt kommt es jedoch – wieder einmal – darauf an, welche Erfahrung der Akupunkteur auf seinem Gebiet hat. Die Methode allein bringt es nicht. Ein Spezialist für Ohr- oder Hand-Akupunktur kann mit seiner verfeinerten Technik im Einzelfall mehr erreichen als ein Anfänger, der nach dem Lehrbuch „normal" behandelt.

Vorsicht ist aber immer angebracht, wenn jemand allzu marktschreierisch eine neue Spielart der guten alten Akupunktur herausposaunt. Diese klingt, zumindest für den Laien, oft verführerisch. Doch geht es dabei nicht selten um die schnelle Mark, die sich ein Schmalspur-Therapeut einstecken möchte. Deshalb immer fragen: Welche Ausbildung hat der Therapeut? Hat er einen Wochenend-Kurs besucht, um sich mit einem Hauch von Exotik schmücken zu dürfen? Oder hat er sich ernsthaft ausbilden lassen? Und: Ist die Methode wenigstens im Prinzip anerkannt, das heißt, arbeitet sie auf den Grundlagen der klassischen Akupunktur?

Wer nüchtern hinterfragt und sich nicht mit klangvollen Verheißungen abspeisen läßt, erspart sich neben dem Geld auch Enttäuschungen – und die schmerzen meist länger als ein geplündertes Sparbuch.

Heilungschancen und -grenzen

Was Akupunktur kann

Die klassische Akupunktur hat sich bei uns in den vergangenen Jahrzehnten von einer Außenseiter-Rolle zu einem anerkannten Heilverfahren gemausert. Das ist aus zwei Gründen gut so: Erstens kann sie durch ihre größere Verbreitung und durch die Unterstützung der Schulmediziner heute viel mehr Menschen helfen.

Zweitens: Weil sie heute intensiv erforscht wird, weil die Patienten aufgeklärter sind als früher, hat sie ihren zweifelhaften Ruf als Wundermedizin für die einen und Volksverdummung für die anderen verloren.

Wir sehen Akupunktur in ihren Möglichkeiten heute realistischer. Wir wissen: Bei neun von zehn Krankheiten kann sie helfen und heilen. Aber wir wissen auch: Die Menschen im alten China, die die Akupunktur entwickelt haben, waren keine Übermenschen. Akupunktur stößt, genauso wie die Schulmedizin, irgendwann an ihre natürlichen Grenzen. Dies vorweg, damit unser Blick frei wird für die echten Chancen, die Akupunktur uns bietet.

Die einzelnen Krankheiten und deren Heilungsaussichten mit Akupunktur werden später ausführlich geschildert. Zusammengefaßt ist hier zu sagen: Bei den allermeisten Krankheiten und Störungen läßt sich mit Akupunktur etwas machen. Einen Schwerpunkt bilden die Zivilisationskrankheiten, die vor allem in ihrem Frühstadium gut zu behandeln sind. Dazu zählt man Streß-Krankheiten wie Schlaflosigkeit, chronische Erschöpfung, Nervosität, Blutdruck-Störungen, Herzprobleme, Magen- und Darmbeschwerden und einige andere mehr.

Grundsätzlich gilt: Chronische Krankheiten sind mit Akupunktur meist so gut oder besser zu therapieren als mit schulmedizinischen Methoden. Ausnahmen gibt es. Manchmal lassen sich Akupunktur und westliche Behandlung kombinieren. Dann hat die Akupunktur eine unterstützende Bedeutung.

Bei einigen Krankheiten und Symptomen ist Akupunktur der Schulmedizin überlegen. Nehmen wir nur die chronischen Schmerzen, die Patienten bisweilen jahrelang quälen und nur mit starken Schmerzmitteln erträglich gemacht werden können. Akupunktur ist hier oft sogar das Alleinseligmachende. Sie nimmt die Schmerzen ohne negative Nebenwirkungen. Die Kranken gehen nach Hause und sind fit, außerdem klar im Kopf, was sich von einer Medikamententherapie mit vielleicht opiathaltigen Mitteln nicht ohne weiteres behaupten läßt.

Auch bei den meisten Formen von Verspannungen und Verschleißerscheinungen an Knochen und Gelenken macht Akupunktur westlichen Methoden Konkurrenz. Ihre Erfolge sind prompter, halten länger an, Begleit-Störungen werden in einem Aufwasch mitbehandelt. Eine ganzheitliche Therapie, die schonender und effizienter nicht sein könnte.

Vorbeugung ist die beste Behandlung

Akupunktur sollte immer in einem möglichst frühen Krankheitsstadium angewandt werden. Darin unterscheidet sie sich nicht von anderen Methoden. Doch ihre ganze Philosophie ist auf die Verhütung von Krankheiten eingestellt. Das unterscheidet sie schon von der westlichen Medizin, die allerdings in diesem Punkt aufgeholt hat.

Aber nach wie vor sehen westliche Mediziner mehr das zu behandelnde Krankheitsbild als den ganzen Menschen. Sie betrachten die Krankheit isoliert, das haben sie so gelernt. Der chinesische Mediziner sieht die Ganzheit und will sie beim Kranken wiederherstellen. Er behandelt zwei Dinge: die Krankheit selbst und die Ursachen.

Die Lebensumstände seines Patienten interessieren ihn: wie er sich ernährt, ob er glücklich ist, ob er eine innere Harmonie in sich trägt, die seine Widerstandskräfte stärkt. Oder ob er vielleicht zerfressen ist von Enttäuschungen, abgestumpft von einem langen monotonen Arbeitsleben und keine innere Kraft hat.

Der gute Akupunkteur sorgt dafür, daß sein Patient so bald nicht wiederkommt. Um das zu erreichen, verfügt er außer über seine Nadeln noch über gute psychologische Kenntnisse, sinnvolle Ernährungs-Empfehlungen, Kenntnisse anderer „alternativer" und konventioneller Heilmethoden, kurz – er hat einen weiten Horizont und viel Zeit für seinen Patienten.

Ein guter Akupunkteur weiß auch, welche Fälle besser mit westlichen Methoden behandelt werden. Auch das gibt es in der Akupunktur!

Was Akupunktur nicht kann

Bei den meisten akuten Infektionen ist sie machtlos. Gegen den Angriff aggressiver Viren und Bakterien kann sie in der Regel nicht viel ausrichten. Hier müssen wirksame Medikamente her. Vorbeugend vermag sie die Abwehrkräfte des Körpers aber zu stärken, damit es erst gar nicht zur Infektion kommt oder der Organismus sich nach überstandener Infektion rasch erholt.

Akupunktur tut sich etwas schwer mit der Behandlung chronischer und akuter Infektionen der inneren Organe. Immerhin kann man es auf einen Versuch ankommen lassen, wenn andere Methoden versagt haben. Bei chronischen Entzündungen spielt auch eine Rolle, in welchem Stadium sie sind.

Gegen Krebserkrankungen ist Akupunktur auch nicht die erste Wahl. Sie kann die konventionelle Therapie allenfalls unterstützen, indem sie die Abwehrkräfte fördert.

Das gleiche gilt bei schweren Hormonstörungen, wenn die entsprechenden Drüsen krank oder zerstört sind. Das betrifft vor allem den Diabetes („Zucker") und Schilddrüsen-Überfunktionen.

Nebenbei: Für Wechseljahres-Beschwerden und andere Störungen im Haushalt der Sexualhormone gilt dies nicht: Hier hat Akupunktur sogar ganz ausgezeichnete Heilerfolge gebracht.

Bei schweren Neurosen und Psychosen hilft Akupunktur erfahrungsgemäß wenig bis gar nicht. Für die meisten Augenkrankheiten, für Taubheit, Multiple Sklerose und Gallen- und Nierensteine gilt dies ebenso.

Ausnahmen bestätigen die Regel. Es mag einzelne Akupunkteure geben, die gegen die obengenannten Krankheiten etwas ausrichten können. Nun, die Akupunktur ist ja keine starre Wissenschaft, wie wir inzwischen wissen. Weil sie sich weiterentwickelt, gerade in den Praxen der Akupunkteure, kann einer auf Akupunktur-Punkte oder Kombinationen gestoßen sein, die wider alle Erkenntnistheorie geholfen haben. Nur eines ist sicher: daß es noch allerhand Überraschungen geben wird auf diesem fruchtbaren Feld.

Wie lange die Behandlung dauern darf

Nach acht bis zehn Sitzungen sollte zumindest die erste Behandlungsreihe abgeschlossen sein. Das ist aber nur eine grobe Orientierung. Immerhin sollte es nach der zweiten, spätestens der dritten Nadelung einen spürbaren Effekt geben, im Idealfall eine Besserung der Beschwerden. Auch eine Erstverschlimmerung bedeutet in der Regel, daß die Therapie wirkt und der Erfolg sich später einstellt.

Hat sich nach circa acht Behandlungen nichts getan, bricht ein verantwortungsvoller Therapeut die Behandlung ab. Dann sollte auch der Patient eingesehen haben, daß er zu den wenigen Kranken gehört, bei denen Akupunktur nicht anschlägt.

Ein Fehlschlag liegt manchmal allerdings auch am Therapeuten. Bisweilen lohnt sich also der Versuch, es noch einmal bei einem anderen Akupunkteur zu versuchen.

Eine Vielzahl von Beschwerden lassen sich mit einer Behandlungsserie von höchstens zehn Einzelsitzungen aus der Welt schaffen. Bei der Migräne ist das oft so. Gelegentlich, beispielsweise bei Muskelverspannungen, reicht sogar eine einzige Behandlung, und die Schmerzen sind weg. Das ist allerdings Glück für den Patienten und eher die Ausnahme. Andere Störungen brauchen eine kontinuierliche Behandlung über einen längeren Zeitraum als acht bis zehn Sitzungen. Wieder andere Patienten müssen in regelmäßigen Abständen die Therapie wiederholen, weil bei ihnen die Akupunktur-Wirkung mit der Zeit nachläßt.

Wann Akupunktur eine Operation verhindern kann

In China schaffen es manche Experten, eine akute Blinddarm-Entzündung durch Nadelung eines einzigen Punktes zum Abklingen zu bringen. Auf diese Methode sollte man sich allerdings nicht verlassen, wenn der Bauch weh tut. Dann ist Eile geboten, denn eine Blinddarm-Entzündung wird schnell lebensbedrohend, wenn sie nicht oder falsch behandelt wird.

Bekannterweise kommt es in den Krankenhäusern aber auch zu Fehldiagnosen, gerade beim Blinddarm. Eine englische Studie hat gezeigt, daß jeder vierte nachts eingelieferte Patient mit Bauchschmerzen einen gesunden Blinddarm herausoperiert bekommen hat. Der Grund dafür: Wenn Ärzte sich nicht sicher sind, nehmen sie den Blinddarm vorsichtshalber heraus. Eine im Prinzip sinnvolle Prävention, die wohl vielen Patienten das Leben gerettet hat.

Es gibt einen leider auch unter Notärzten kaum bekannten Akupunktur-Punkt, der solche überflüssigen Operationen verhindern helfen könnte: den „Lan Wei"-Punkt. Er liegt außen am Unterschenkel. Hat sich der Blinddarm wirklich entzündet, ist dieser Punkt auf Druck sehr schmerzempfindlich. Reagiert der Punkt nicht, ist der Blinddarm wahrscheinlich auch nicht entzündet und muß nicht operiert werden.

Bei folgenden Erkrankungen sollte der Patient zumindest einen Versuch mit Akupunktur unternehmen, bevor er sich einer Operation unterzieht:

- schwere Nervenwurzel-Reizung am Arm, an der Hand oder der Halswirbelsäule, etwa nach einem Bandscheibenvorfall;
- chronischer Tennisarm;
- chronische Schmerzen bei einer Schulterversteifung.
- Die Implantation eines künstlichen Gelenks bei Arthrose läßt sich mit einer Schmerztherapie durch Akupunktur oft hinauszögern.

Wann Sie einem Therapeuten vertrauen können

Nicht wenige Ärzte und Heilpraktiker betreiben Akupunktur, wie andere ihres Gewerbes Homöopathie betreiben: so nebenbei. Das macht sich gut auf dem Praxisschild und lockt Patienten an.

In Ordnung geht das, solange solch ein Akupunkteur bei seinem Leisten bleibt und mit den paar Punkten, die er beherrscht, keine Wunder vollbringen will.

Wirklich gute Akupunkteure beschäftigen sich meist mit nichts anderem als diesem Fachbereich. Sie bilden sich fort, schauen Kollegen über die Schulter, sammeln Erfahrungen in ihrer eigenen Praxis – und machen keine Versprechungen, die sie hinterher nicht halten können.

Wer einen kompetenten und vertrauenswürdigen Akupunkteur aufsuchen möchte, sollte ihn vor der Behandlung aus mehreren Blickwinkeln prüfen:

- Die Mundpropaganda ist kein sicheres Qualitätskennzeichen. Wenn Sie aber von mehreren Patienten bestätigt bekommen, daß ihnen ein Akupunkteur gut geholfen hat, ist dies zumindest ein gewisses Indiz.

- Fragen Sie den Akupunkteur ruhig selbst: Wie hat er diese Heilkunst erlernt? Hat er an einer der Massenveranstaltungen teilgenommen, wo Hunderte von Ärzten auf einmal durch einen Wochenend-Kurs geschleust werden – oder hat er eine der renommierteren Akupunktur-Schulen besucht, die eine seriöse Ausbildung sichern? Die Faustregel, aufgestellt von dem Düsseldorfer Akupunktur-Spezialisten Dr. Gabriel Stux: mindestens 140 Stunden Schulung, dazu ein Minimum von 500 Behandlungen pro Jahr. Außerdem regelmäßige Fortbildung über Fachlektüre und Austausch mit Kollegen. Dies alles bringt die Erfahrung, von der ein Patient profitieren kann.

Die Ärztekammern können übrigens in der Regel keine Auskunft geben, da Akupunktur kein anerkanntes Heilverfahren und auch keine von der Ärztekammer registrierte Weiterbildung ist.

Lassen Sie sich des weiteren keine Begleittherapien aufschwatzen, die wenig bringen, aber viel Geld kosten. Die Akupunktur allein – und die Fähigkeit des Therapeuten, richtig mit ihr umzugehen – sollte so wirkungsvoll sein, daß diese Maßnahmen in den meisten Fällen nicht nötig sind.

Falls man Ihnen vorschlägt, vor der Akupunktur eine Giftausleitung zu machen, damit der Organismus auf die Behandlung besser anspricht, oder zusammen mit der Akupunktur eine Ozonbehandlung durchzuführen, sollten Sie wissen: Dies hat mit Akupunktur und Traditioneller Chinesischer Medizin im Grunde nichts zu tun.

Mit Traditioneller Chinesischer Medizin hat es auch nichts zu tun, vor einer Akupunktur die Amalgamplomben aus den Zähnen zu entfernen.

Mit Zurückhaltung und kritischer Nachfrage sollte ein Patient reagieren, wenn der Therapeut ein ganzes Paket von Begleittherapien verordnet. Dann traut er womöglich seiner eigenen Heilkunst nicht.

Zur Diagnose von Energieblockaden in den Leitbahnen setzen manche Akupunkteure Thermographie ein. Bei diesem Verfahren wird mittels Temperaturfühler ermittelt, wo sich auf der Haut atypische Temperaturunterschiede zeigen. Erst nach einer solchen Thermographie entscheidet sich, welche Punkte genadelt werden. Diese Methode kann, richtig eingesetzt und ausgewertet, sehr nützlich sein. Sie ist keine Begleittherapie, sondern ein Teil der Akupunktur. Der Patient muß sie in der Regel allerdings extra bezahlen.

Die Krankheiten

Erkrankungen der Atemwege

Asthma

Die Ursachen chronischen Asthmas können ganz unterschiedlich sein. Je nach Grunderkrankung sind auch die Behandlungsergebnisse mit Akupunktur recht schwankend. Beim Asthma, das von einem schwachen Herzen herrührt, bringt sie nur wenig Erfolg. Bei allergischem Asthma und anderen – auch berufsbedingten – Formen, die mit einer chronisch überempfindlichen Bronchialschleimhaut einhergehen, zeigt Akupunktur gute Wirkung.

Je früher ein Patient mit seinem Asthma in Behandlung kommt, desto günstiger ist die Prognose. Am besten sind die Erfolge bei Kindern und Heranwachsenden. Hier reicht die Erfolgsquote an 100 Prozent heran. Wer sein Asthma durch Rauchen oder dauernde Staubbelastung mitverursacht hat, muß diese Erkrankungsquellen natürlich sofort abstellen, damit Akupunktur eine bleibende Wirkung hat.

Asthma kann auch nervös bedingt sein. Das heißt, die Kranken bekommen einen Anfall, wenn sie sich aufregen, sich ärgern, sich stark ängstigen. Ihre Bronchialschleimhaut reagiert in diesen Situationen besonders empfindlich auf körpereigene Substanzen (Histamine), die bei Streß ausgeschüttet werden. Sie schwillt dann zu und kann eine lebensgefährliche Atemnot hervorrufen. Auch diese Form plötzlicher Asthmaanfälle läßt sich mit Akupunktur behandeln. Trotzdem sollten solche Patienten auch nach der Therapie immer ein krampflösendes Spray dabeihaben („Asthmapfeife"), um sich im Notfall helfen zu können.

Bleibt Asthma über viele Jahre unbehandelt, oder werden nur die Symptome behandelt, bildet sich häufig eine Lungenblähung. Dieses Emphysem läßt sich mit Akupunktur nicht kurieren. Dann kann man lediglich noch versuchen, mit Akupunktur den Zustand des Patienten zu stabilisieren.

Bei Kindern und Jugendlichen sehr gute Behandlungserfolge, befriedigende bis mäßige Erfolge dagegen bei älteren Asthmatikern.

Chronische Bronchitis

Sie ist meist die Folge jahrelangen Rauchens oder einer berufsbedingten Exposition durch Staub, Mehl und andere kleinste Schwebstoffe. Dazu gesellt sich eine anlagebedingte oder erworbene Infektionsanfälligkeit. Unbehandelt mündet die chronische Bronchitis oft in ein Lungenemphysem. Dann wird auch die Behandlung mit Akupunktur schwierig. Zunächst muß die Krankheitsquelle, wenn noch nicht geschehen, beseitigt werden, was gar nicht so selbstverständlich ist, wie es klingt. Notorische Raucher beispielsweise lassen sich bekanntlich selbst von Hustenattacken morgens nach dem Aufstehen nicht abschrecken.

Die Wirkung der Akupunktur ist bei chronischer Bronchitis ähnlich wie beim Asthma. Je früher der Patient kommt, desto günstiger die Heilungschancen. Ohne die Erkrankung heilen zu können, verbessert Akupunktur bei älteren Patienten mit jahrelanger chronischer Bronchitis immerhin doch die Atemleistung. Die Kranken schnappen nach der kleinsten Anstrengung nicht mehr gleich nach Luft, können wieder längere Strecken gehen. Die Abwehrkraft des Organismus wird gestärkt, so daß Neuinfektionen nicht so häufig auftreten.

Parallel dazu ist eine konventionelle Behandlung mit schleimlösenden Mitteln und bei akuten Schüben mit Antibiotika sinnvoll.

Gute Erfolge bei jüngeren Patienten, überwiegend symptomatische Wirkung bei älteren Patienten mit jahrelanger Vorgeschichte.

Fieberhafte Erkältung

Hier wirkt Akupunktur nur dann, wenn sie gleich mit den ersten Symptomen einsetzt. Gegen die Schnupfenviren selbst kann sie nichts ausrichten. Sie ist aber in der Lage, die Abwehrkräfte zu stärken, damit ein banaler Infekt nicht in eine schlimmere Erkrankung mündet – zum Beispiel eine Bronchitis oder gar eine Lungenentzündung daraus entsteht.

Der Schnupfen läßt sich oft mit nur einer Nadelung bessern. Der Niesreiz läßt nach, die Schleimhäute in der Nase schwellen ab. Beim Husten ist der Erfolg vergleichbar.

Nach chinesischer Vorstellung werden grippale Infekte von Wind und Kälte verursacht. Auch bei uns denkt man so. Im Gegensatz zu westlichen Auffassungen sehen die Chinesen aber nicht die Viren im Vordergrund. Sie behandeln das gestörte Gleichgewicht von Hitze und Kälte und versuchen, „den Wind zu vertreiben", der sich im Organismus eingenistet hat.

Wie immer man das sehen mag: Wer häufig eine Erkältung hat, sollte sich vorbeugend mit Akupunktur behandeln lassen, damit die Widerstandskräfte gestärkt werden.

Gute symptomatische Wirkung; durch Stärkung der Abwehrkräfte schnellere Abheilung. Sehr gut wirkt die vorbeugende Behandlung mit Akupunktur.

Rachenentzündung

Sie tritt oft im Zuge einer Erkältung auf und wird ebenfalls durch Viren und Bakterien verursacht. Zu trockene Luft und Rauchen fördern sie. Ist die Rachenentzündung chronisch geworden, sollte vor einer Akupunkturbehandlung auf jeden Fall gründlich untersucht werden, ob nicht etwas Ernsteres dahintersteckt. Das gilt besonders dann, wenn der Kehlkopf mitbetroffen ist und die Stimme heiser klingt.

Im akuten Stadium hängt der Erfolg möglicherweise vom Geschick des Therapeuten ab, die richtigen Punkte zu belegen.

Die Urteile über die Heilungschancen gehen auseinander. Nicht wenige, darunter auch renommierte Akupunkteure, halten die Behandlung für wirkungslos. Andere berichten über Heilerfolge.

Sicher ist lediglich, daß über eine Steigerung seiner Abwehrkräfte der Organismus durch Akupunktur in die Lage versetzt wird, sich selbst zu heilen. Demnach klingt eine Rachenentzündung schneller ab, wenn sie mit Akupunktur behandelt wird.

Heilungschancen eher mäßig; als unterstützende Behandlung ist Akupunktur hier aber zu empfehlen.

Mandelentzündung

Die Mandeln gehören zwar nicht zu den Atmungsorganen, sollen in diesem Zusammenhang aber erwähnt werden. Eine akute Mandelentzündung, zumal wenn sie eitrig verläuft, ist mit Antibiotika am besten zu behandeln. Weil die Heilungschancen mit Akupunktur vorab nur schwer einzuschätzen sind und diese Erkrankung alles andere als harmlos verlaufen kann, ist hier der Schulmedizin der Vorzug zu geben.

Akupunktur ist als Ergänzung wirksam: um die Abwehrkraft zu fördern und eventuelle starke Schmerzen und Schluckbeschwerden zu nehmen. Auch zur Schmerzbehandlung nach einer Mandeloperation hat sie sich bewährt.

Gute Wirkung gegen Schmerzen, weniger geeignet als Kerntherapie. Bei vorbeugender Behandlung als Hilfe zur Selbsthilfe sehr gute Erfolge.

Chronischer Schnupfen

Er ist in der Regel nicht die Folge einer Vireninvasion in der Nase, sondern hat meistens vegetative Usachen – er beruht also auf einer Störung des vegetativen Nervensystems. Daneben ist chronischer Schnupfen häufig allergisch bedingt, etwa durch Pflanzenpollen oder Tierhaare und die Ausscheidungen von

Hausstaubmilben. Eine weitere Variante des chronischen Schnupfens sind ständig geschwollene Schleimhäute durch zu häufigen Gebrauch von Nasensprays und -tropfen. Dieser Mißbrauch kann bis zur Abhängigkeit gehen. Die Nase wird dann vor allem abends „freigesprüht", damit der Patient überhaupt noch Luft bekommt. Dies führt schnell in einen Teufelskreis, der mit Akupunktur durchbrochen werden kann. Dazu gehört allerdings, daß der Patient die Mittel ganz wegläßt.

Die Akupunktur wirkt bei allen Formen des chronischen Schnupfens über das vegetative Nervensystem. Es läßt die Schleimhäute anschwellen, ist also fehlgesteuert und überreizt. Akupunktur hat eine dämpfende Wirkung auf diesen Bereich des vegetativen Systems.

Außerdem kann ein chronischer Schnupfen mit Störungen im Magen oder Darm zu tun haben. Ein guter Akupunkteur wird sich auch darum sorgen.

▓ Gute bis sehr gute Wirkung.

Nasennebenhöhlen-Entzündung (Sinusitis)

Die Kennzeichen: eine verstopfte Nase, Kopfschmerzen; auf Druck schmerzen die Bereiche zwischen den Nasenflügeln und den Wangenknochen. Bis in die Stirn hinauf kann der Schmerz ausstrahlen. Manche Kranke haben leichtes Fieber, fühlen sich matt. Eine Sinusitis wird sehr leicht chronisch und setzt sich so fest, daß sie selbst mit Antibiotika nicht mehr zu heilen ist. Dann hilft nach schulmedizinischer Erkenntnis nur noch eine Operation. Im Frühstadium einer Sinusitis wirkt aber auch Akupunktur; wie beim chronischen Schnupfen reguliert sie das vegetative Nervenvensystem und verringert dadurch die Schleimbildung und übermäßige Durchblutung der Schleimhäute.

Sind die Nasennebenhöhlen bereits vereitert, stößt auch Akupunktur an ihre Grenzen. In diesem Fall bietet sich eine Kombination von Antibiotika-Therapie mit Akupunktur an.

Der Kranke muß Geduld mitbringen, wenn die Entzündung so weit fortgeschritten ist. Bei der Kombi-Behandlung schafft Akupunktur die Voraussetzungen, damit das Antibiotikum wirken kann. Die Schleimhäute schwellen ab, die Sekretion läßt nach, der Organismus erholt sich. Diese Grundlagen versetzen wiederum den keimtötenden Wirkstoff in die Lage, die Bakteriennester in den Nasennebenhöhlen zu vernichten.

Im Frühstadium der Erkrankung gute Erfolge, später unterstützende Wirkung.

Heuschnupfen

Der klassische Heuschnupfen tritt saisonal auf, in unseren Breiten im Frühjahr, wenn der Pollenflug beginnt. Auch ganzjährige Allergien werden oft als Heuschnupfen bezeichnet. In leichteren Fällen ist nur die Nase verstopft und läuft. Oft schreitet die Erkrankung aber schnell fort. Die Augen tränen, Asthma gesellt sich dazu. Wird eine solch schwere Allergie nicht richtig behandelt, kann es zu irreparablen Spätfolgen kommen, etwa einem chronischen Asthma, chronischer Bronchitis oder einem Lungenemphysem.

Ursache des Heuschnupfens ist immer eine Überreaktion des Immunsystems auf eindringende Fremdstoffe, zum Beispiel Pflanzenpollen. Die körpereigene Abwehr sieht diese Fremdstoffe als Feinde an und versucht sie an den Schleimhäuten abzufangen. Daher die laufende, geschwollene Nase, die geschwollenen Schleimhäute.

Ziel der Akupunktur ist es, die Falschinformation des Immunsystems zu beheben. Es soll sozusagen „lernen", zwischen Freund und Feind zu unterscheiden und nicht gleich aufzubrausen, wenn ihm etwas Unbekanntes daherkommt.

Das funktioniert einmal über die Regulation des vegetativen Nervensystems. Zum anderen scheint es so zu sein, als wäre Akupunktur tatsächlich ein Lehrer fürs Immunsystem. Das ist nicht bewiesen. Wie sonst läßt sich aber die Langzeitwirkung

der Akupunktur gerade bei dieser Fehlsteuerung der Abwehrkräfte erklären? Es könnte also sein, daß die Nadeln dem Organismus eine neue Information geben und die falsche
Information löschen.

Bei Heuschnupfen, der im Frühjahr auftritt, sollte die
Behandlung sechs bis acht Wochen vorher beginnen. Bei
ganzjähriger Allergie kann jederzeit damit angefangen werden. Manchmal ist eine Wiederholung im folgenen Jahr nötig,
was den saisonalen Heuschnupfen betrifft. Oft genügt eine
Behandlungs-Serie, und die Beschwerden treten nie wieder
auf.

Meist sehr gute Heilungschancen. Auch bei älteren Patienten
mit langjährigen Symptomen.

Hauterkrankungen

Akne

Pickel und Mitesser bilden sich durch eine Überfunktion der
Talgdrüsen in der Haut. Schließlich entsteht ein Talg-Stau in
den feinen Kanälen. Bakterien dringen von außen ein und führen zu einer Entzündung, die als Pickel zu sehen ist.

Akne ist nicht nur eine Pubertäts-Krankheit. Es gibt Menschen, die bis ins vierte Lebensjahrzehnt und länger darunter
leiden, meist wegen einer Hormonstörung, die sich nicht
behandeln läßt. Schwere Formen der Akne sind auch mit Akupunktur kaum zu therapieren. Leichtere Ausschläge lassen sich
damit aber gut in den Griff kriegen. Bei der Pubertäts-Akne ist
es nicht ganz so einfach, weil die Hormone verrückt spielen
und sich von den eher milden Reizen einer Akupunktur nicht
leicht bändigen lassen. Einen Versuch sollte man aber auf
jeden Fall machen. Bei schwerer Pubertäts-Akne ist eventuell
eine Kombination von Antibiotika-Therapie und Akupunktur
das richtige Mittel. Das Antibiotikum vernichtet die Bakterien

in den Hautkanälen, während die Akupunktur den gestörten Stoffwechsel ausgleicht. Das hat den Vorteil, daß die auf Dauer gesundheitsschädlichen Antibiotika nicht so lange eingenommen werden müssen.

Manche Menschen haben nur gelegentlich Pickel. Dann aber sehen sie im Gesicht recht verunstaltet aus. Nach kurzer Zeit ist der Spuk vorbei. Wer das häufiger erlebt hat, kennt auch die Zusammenhänge: Ärger, Streß und Frust schlagen nicht nur auf den Magen, sie zeigen sich auch auf der Haut. Wie der Magen und auch die Augen ist die Haut ein Spiegel der Seele. Solche Akne-Anfälle lassen sich mit Akupunktur sehr gut behandeln.

Neuere Forschungen haben gezeigt, daß durch Akupunktur die Kortison-Ausschüttung des Körpers zunimmt. Kortison ist ein stark entzündungshemmender Wirkstoff, der seinen Anteil zur Abheilung einer Akne beitragen mag. Auch eine Ernährungsumstellung auf fettärmere und vitaminreiche Kost kann helfen, die Haut gesund zu erhalten. Manche Akupunkteure setzen neben der Nadel die Moxibustion (Wärmebehandlung) ein oder benutzen den Laser anstelle von Nadeln.

> Gute Chancen bei psychisch bedingter Akne, weniger gute Aussichten bei schwerer Akne aufgrund von Stoffwechsel-Störungen.

Gürtelrose (Herpes zoster)

Diese Virus-Erkrankung tritt bevorzugt bei älteren und geschwächten Menschen auf. Meist beginnt sie mit einem brennenden Schmerz auf der Haut rund um die Hüften. Die Schmerzen können, wenn die Erkrankung nicht sofort behandelt wird, unerträglich werden. Die Erreger wandern weiter, befallen andere Körperteile und Organe, zum Beispiel die Augen. Insgesamt: eine gefährliche Krankheit, die aber mit Akupunktur behandelbar ist. Die Einschränkung: Weil das Krankheitsbild rasch fortschreitet, muß der Akupunkteur im

Umgang mit der Erkrankung wirklich erfahren sein und dies dem Patienten auch belegen können.

Professor Bischko aus Wien berichtet von Heilerfolgen mit Akupunktur innerhalb einer Woche. Allerdings im Frühstadium der Erkrankung. Bis zu sechs Wochen dauert die Therapie mit Medikamenten. Sie ist in jedem Fall vorzuziehen, wenn die Gürtelrose bereits fortgeschritten ist oder der Akupunkteur sich seiner Sache nicht sicher ist. Denn es gibt heute sehr wirksame Mittel gegen Gürtelrose.

Als begleitende Schmerztherapie und zur Unterstützung der Immunabwehr kann Akupunktur in jedem Fall versucht werden. Insbesondere nach einer überstandenen Infektion lohnt sich eine Vorbeuge-Behandlung, wenn der Patient schon öfter mit Gürtelrose zu tun hatte. Vor allem bei jüngeren Menschen gilt sie auch als Zeichen einer schlechten Immunabwehr.

Gute Erfolge im Frühstadium und bei mit dieser Krankheit erfahrenen Therapeuten. Sonst nur als begleitende Schmerztherapie.

Herpes

Schmerzhafte Bläschen an der Lippe sind das Kennzeichen des Herpes labialis. Eine andere Form des Herpes-Virus, Herpes genitalis, befällt die Geschlechtsorgane und den After. Diese Variante ist mit Akupunktur nicht so leicht zu behandeln, beim Lippenherpes zeigen sich aber gute Erfolge. Am besten hilft hier eine Laserbehandlung, die idealerweise mit klassischer Akupunktur kombiniert wird.

Zur Therapie des genitalen Herpes werden in der klassischen chinesischen Anwendung zusätzlich Punkte des Lebermeridians ausgewählt. Denn Herpes genitalis hat nach traditionellen Vorstellungen seinen Ursprung in Funktionsstörungen dieses Organkreises. Eine Reis-Diät am ersten Tag der Erkrankung soll den Heilungsverlauf unterstützen können.

Beim Lippenherpes sind die Erfolgsquoten gut, beim genitalen Herpes zufriedenstellend. Eine Heilung ist aber nur selten möglich, ein Rückfall nie ausgeschlossen.

Schuppenflechte (Psoriasis)

Bis heute ist medizinisch nicht restlos geklärt, was die Ursache für diese sehr unangenehme, chronisch verlaufende Hauterkrankung ist. Es wird vermutet, daß seelische Faktoren mitspielen, aber auch überschießende Reaktionen des Abwehrsystems werden nicht ausgeschlossen. Hauptsymptom ist die Abstoßung der Hornhaut, die zu schuppigen weißen Hautbelägen mit Hautrötungen führt. Am schlimmsten für die Patienten ist der starke Juckreiz. Intensive Sonnenbäder, kombiniert mit einer Sole-Therapie, wie sie am Toten Meer in Israel durchgeführt wird, bringen Besserung.

Akupunktur kann diese wirkungsvolle Maßnahme unterstützen. Auch eine Wärmebehandlung (Moxa) hat sich bewährt. Ganz ausheilen läßt sich die Schuppenflechte in der Regel damit nicht, aber die Beschwerden werden erträglicher. Der Juckreiz läßt nach, die Krankheitsschübe kommen seltener und verlaufen milder. Erklären läßt sich die Wirkung der Akupunktur in diesem Fall – wie bei so vielen anderen Krankheiten – auch in ihrem ausgleichenden Effekt auf die Psyche.

Nur mäßige Heilungschancen, aber gute symptomatische Wirkung. Die Krankheitsschübe kommen seltener und weniger stark.

Neurodermitis

Eine Reihe von Symptomen dieser Krankheit sind denen der Schuppenflechte ganz ähnlich. Auch hier kennen die Mediziner den Auslöser nicht genau. Möglicherweise führen auch verschiedene Auslöser zu dieser oft lebenslangen Störung. Ob die Neurodermitis nun psychisch-vegetativ bedingt oder eine Allergie ist – mit schulmedizinischen Mitteln läßt sie sich nur selten ganz zurückdrängen.

Weil Neurodermitis häufig schon im Kindesalter beginnt, sollte eine Akupunkturbehandlung möglichst in dieser Zeit einsetzen. Kinder reagieren auf Akupunktur generell stärker als Erwachsene. Die Behandlungserfolge sind dann groß. Bei einzelnen Kindern hat Akupunktur die Krankheit ganz zum Verschwinden gebracht.

Aber auch Erwachsene sollten einen Versuch wagen. Wenn die Krankheit auch nicht völlig weggeht, bessern sich die Symptome doch erheblich: Die Entzündungen gehen zurück, damit der Juckreiz; die Schübe stellen sich seltener ein. Der Patient kann die Dosierung seiner Medikamente herabsetzen, was vor allem beim Kortison wichtig ist.

Eine Neurodermitis-Therapie mit Akupunktur (manche Akupunkteure setzen auch Wärme ein) braucht ihre Zeit. Mit zehn Sitzungen oder weniger ist es meist nicht getan.

Im Einzelfall, vor allem bei Kindern, sehr gute Erfolge. Sonst klare symptomatische Besserung.

Ekzeme

Auch bei Ekzemen gibt es eine Reihe von Parallelen zur Schuppenflechte und Neurodermitis. Sie können überall auf der Haut auftreten, besonders unangenehm sind sie aber am After und an den Genitalien. Ihre Ursache liegt wahrscheinlich im psycho-vegetativen Bereich. Manche Ekzeme kommen im Sommer und verschwinden im Winter wieder – und umgekehrt. Trockene Wärme und Sonne bringen sie meistens zum Abklingen. Allerdings nur für eine Zeitlang.

Die Behandlung mit Akupunktur verläuft ganz ähnlich wie bei der Schuppenflechte. Auch hier werden in erster Linie das vegetative Nervensystem beruhigt und die Durchblutung angeregt. Die Behandlung ist oft erfolgreich und zielt auf Besserung der Symptome ab. Gelegentlich gelingt eine vollständige Heilung.

Überwiegend auf Besserung der Symptome gerichtete Behandlung. Dabei gute Erfolge. Die Therapie dauert eher lange und muß bei Bedarf wiederholt werden.

Warzen

Warzen gehören ebenfalls zu den Krankheitsbildern, die sich einer auf Heilung bedachten Medizin hartnäckig widersetzen. Wenn Warzen trotz ärztlicher Fürsorge immer wiederkehren und möglicherweise zu monströsen Gebilden heranwachsen, ist die Stunde der Akupunktur gekommen.

Die Warze wird kreisförmig um ihr Zentrum herum mit mehreren Nadeln akupunktiert. Einige Therapeuten probieren es auch mit Wärme oder stechen Fernpunkte des betroffenen Meridians.

Die Erfolge sind sehr unterschiedlich. Warzen sind unberechenbar. Mal gelingt die Behandlung, und die Warzen verabschieden sich für lange Zeit. In anderen Fällen hat alles Bemühen nichts gefruchtet.

Keine sichere Therapie, schwankende Ergebnisse. Ein Versuch kann aber nichts schaden.

Chronisches Schwitzen

Ursache ist eine vegetative Überfunktion. Diese kann sich in allgemein erhöhter Schweißbildung zeigen. Manche Menschen schwitzen mehr unter den Achseln, andere haben Schweißfüße. Ständig feuchte Hände sind auch ein solcher Problemfall, bei dem das Nervensystem um so höher dreht und um so mehr Schweiß produziert, je mehr sich die Leute in manchen Situationen wegen ihres Leidens genieren.

Akupunktur dämpft die Überfunktion der vegetativen Nerven, wirkt zugleich beruhigend. Sie drosselt die Schweißbildung allgemein, auf lokale Überfunktionen der Schweißdrüsen (z.B. unter den Achseln) wirkt Akupunktur nicht so gut ein.

Gute Erfolge bei allgemein vermehrter Schweißbildung, meist befriedigende Resultate bei übermäßigem Schwitzen unter den Achseln, an den Handinnenflächen und bei Schweißfüßen.

Erkrankungen des Bewegungsapparates

Hals-Wirbel-Syndrom (HWS-Syndrom)

Überwiegend ältere Menschen leiden unter dieser Erkrankung. Sie kann viele Ursachen haben, einen Unfall beispielsweise, bei dem die Nackenwirbel verletzt worden sind. Verschleiß ist ein Auslöser, auch falsches Sitzen oder Liegen – sogar ständige Verkrampfungen als Ausdruck starker psychischer Belastung.

Zunächst entzünden sich die Wirbelgelenke, und die Hals- und Nackenmuskeln verkrampfen sich. Der Schmerz zieht über die Schulter schließlich in den Arm bis ins Handgelenk. Überall dort kommt es zu weiteren Muskelverspannungen mit Durchblutungsstörungen und lokalen Entzündungen.

Kaum ein Krankheitsbild eignet sich so gut zur Akupunktur-Behandlung wie das HWS-Syndrom. Die Wirkung tritt oft innerhalb weniger Minuten ein. Die Muskeln entspannen sich, die Durchblutung nimmt zu, die Entzündungen gehen zurück. Besonders günstig wirkt sich hier der angenehm beruhigende Effekt der Akupunktur aus. Innere Anspannungen können sich so ebenfalls lösen, was die äußere Entkrampfung weiter fördert. Gleichzeitig werden verstärkt körpereigene Substanzen freigesetzt, Kortison etwa, das die Entzündungen mitbekämpft.

Ein weiterer Vorteil: Der Patient kann sich schnell wieder schmerzfrei bewegen. Das ist insofern wichtig, als ein ruhiggestelltes Gelenk schlechter durchblutet ist und länger zur Abheilung braucht. Eine bis drei Sitzungen genügen meist, um zum Beispiel eine über Monate steife Schulter wieder beweglich und schmerzfrei zu machen.

Sehr gute Erfolge. In Verbindung mit Kur-Anwendungen, Chiropraktik und eventuell Entspannungsübungen weitere Steigerung des Heilerfolgs möglich. Beim HWS-Syndrom ist Akupunktur das Mittel der ersten Wahl.

Lendenwirbel-Syndrom (LWS-Syndrom)

Das LWS-Syndrom entsteht durch schlechte Haltung und jahrelange berufliche Fehlbelastung. Oft sind verkrümmte Füße mitbeteiligt, die zu ungesunder Haltung zwingen. Auch eine nicht behandelte Wirbelsäulen-Verkrümmung aus der Jugend rächt sich in späteren Jahren oft auf diese Weise.

Ursache des LWS-Syndroms ist ein blockierter Rückenwirbel. Es kommt zu dumpfen Rückenschmerzen, die bis in die Beine ausstrahlen. Bleibt die Erkrankung unbehandelt, können sich neue Schmerzzentren bilden, so in den Kniegelenken.

Akupunktur erfüllt hier den gleichen Zweck wie beim Hals-Wirbel-Syndrom. Sie entspannt die Muskeln und fördert den Blutfluß durch die erkrankten Gelenke, was die Entzündung zurückdrängt. Die Heilungsaussichten sind gut bis sehr gut, auch hier zeigt sich häufig ein spontaner Wirkungseintritt schon bei der ersten Behandlung.

Gleichzeitig muß aber auch die Ursache der Erkrankung abgestellt werden. Es hilft auf Dauer wenig, wenn die Behandlung schmerzfrei macht, aber der alte, wacklige Bürostuhl in der Firma nicht gegen einen rückenschonenden Stuhl ausgetauscht wird.

Oft spontaner Wirkungseintritt, schnelle Schmerzfreiheit, gute bis sehr gute Heilungschancen.

Schulterprellung

Ist die Schulter nach einer Prellung steif, genügt in den meisten Fällen eine einzige Sitzung, um die Muskeln und das Gelenk schmerzfrei und locker zu bekommen. Das Prinzip funktioniert hier genauso wie beim HWS- und LWS-Syndrom. Eine Schul-

terprellung ist allerdings vergleichsweise unproblematisch, vor allem bei jüngeren Patienten.
▨ Sehr gute Erfolge, kurze Behandlungsdauer.

Schiefhals

Kälte und Zugluft sind die Hauptauslöser für die Beschwerden. Nicht selten ist auch eine schwere psychische Störung die Ursache. Dabei versteifen sich plötzlich die Nackenmuskeln. Der Patient kann seinen Kopf ohne Schmerzen nur noch in einer bestimmten schiefen Lage halten. Die westliche Medizin behandelt den Schiefhals durch Ruhigstellung. Das dauert seine Zeit. Mit Akupunktur geht es schneller. Nach einer Sitzung sind die Muskeln normalerweise so weit entkrampft, daß der Kranke seinen Kopf wieder drehen kann. Meist werden die Nadeln in den Nacken gesetzt, dazu kommen Fernpunkte am Unterarm und Unterschenkel. Auch Ohr-Akupunktur wird von manchen Therapeuten mit Erfolg eingesetzt.
▨ Sehr gute Erfolge; oft genügt eine einzige Behandlung.

Chronische Schulterschmerzen

Sie entstehen überwiegend durch Verschleiß des Schultergelenks oder durch Verkalkung der Sehne, die über das Schultergelenk läuft. Dadurch ist die Schultergelenk-Kapsel ständig gereizt. Die Folge sind chronische Schmerzen bei ausholenden Armbewegungen. Wird das im Frühstadium nicht erkannt und behandelt, schrumpft die Gelenkkapsel, und das Gelenk versteift sich.

Ist es so weit gekommen, wird die Therapie mit Akupunktur keine Heilung mehr bringen. Ihre muskelentspannende und entzündungshemmende Wirkung kann aber dazu beitragen, daß die Versteifung zumindest nicht schlimmer wird oder, im besten Fall, das Gelenk wieder halbwegs schmerzfrei bewegt werden kann.

Im Frühstadium lassen sich chronische Schulterschmerzen mit Akupunktur manchmal ganz ausheilen. Sinnvoll sind in allen Stadien der Erkrankung eine unterstützende Gymnastik und physiotherapeutische Behandlungen.

Im Frühstadium gute Heilungsaussichten, später eher mäßige Chancen. Jederzeit sinnvoll in Kombination mit anderen Verfahren.

Wurzelreiz-Syndrom

Diese Erkrankung nehmen die Betroffen als „Kreuzschmerzen" wahr. Sie strahlen streifenförmig durch das ganze Bein bis in den Fuß hinunter. Manche Patienten klagen zudem über ein Taubheitsgefühl in den Beinen. Gelegentlich sind die Beinmuskeln so schwach, daß die Kranken nur schleppend gehen können. Ursache kann, durch den Verschleiß bedingt, ein Bandscheibenvorfall sein. Dann sind die Nervenwurzeln eingeklemmt. Akupunktur kann im Prinzip an diesem Zustand nichts ändern, wohl aber die Schmerzen nehmen und die Reizung mildern. In schwereren Fällen wird eine Operation nötig sein. Zu Beginn der Erkrankung und in leichteren Fällen kann mitunter auch Akupunktur ausreichen. Der Erfolg ist aber nicht vorherzusehen; Akupunktur kann zwar eine Störung beheben, aber Zerstörtes nicht instandsetzen.

Eher geringe Aussichten auf Heilung; im fortgeschrittenen Stadium fast aussichtslos. Hier eignet Akupunktur sich als Schmerztherapie.

Schmerzen nach einer Bandscheiben-Operation

Mit einer Bandscheiben-Operation ist leider für die meisten Patienten noch nicht Schluß: Sie bekommen Wochen später starke Schmerzen just in dem Bereich, in dem sie operiert worden sind. Statistisch geht es jedem zweiten Patienten so. Vor allem wenn sie öfter als einmal an der Wirbelsäule operiert worden sind, treten Schmerzen auf, weil Narbengewebe auf die Nerven drückt. Oft geht der Verschleiß schlicht auch weiter, entsprechend setzen die Beschwerden wieder ein. Und manche Ärzte sind der Meinung, daß eine seelische Komponente im Spiel ist.

Wie auch immer: Akupunktur ist gut geeignet, um wenigstens die Schmerzen zu nehmen und damit den Verbrauch von Schmerzmitteln drastisch zu senken. Wenn die Nerven eingeklemmt sind oder Druck auf ihnen liegt, hat Akupunktur keinen heilenden Effekt. Ist eine seelische Störung mitverantwortlich, kommt sie durch ihre beruhigende Wirkung sehr wohl an die Ursache heran.

Eher unbefriedigende Ergebnisse, was eine mögliche Heilung angeht. Sinnvoll als Schmerztherapie, in Einzelfällen auch Heilerfolge bei seelischen Auslösern.

Tennisarm

Die Betroffenen spüren ihren Tennisarm an einem stechenden Schmerz, wenn sie den Arm belasten. Ursache dafür ist eine Reizung der Strecksehnen-Ansätze am äußeren Ellbogen-Knöchel. Diese Schmerzquelle strahlt in den Ober- und Unterarm aus. Besonders schlimm sind die Beschwerden, wenn man die Faust zum Beispiel um einen Tennisschläger schließt oder jemandem die Hand gibt.

Kälte und Überlastung sind die Hauptauslöser dieser Reizung. Durch den Schmerz verkrampfen sich die Muskeln, die Durchblutung nimmt ab, was die Entzündung verstärkt.

Mit Akupunktur verflüchtigen sich die Beschwerden recht zuverlässig. Sie erreicht dies durch Muskelentspannung und verbesserte Durchblutung des gereizten Gewebes. Dadurch klingt die Entzündung innerhalb weniger Tage ab. Auf jeden Fall sollte ein Versuch mit Akupunktur unternommen werden, bevor der Arm operiert wird. Häufig sind solche Operationen überflüssig geworden, wie sich im Verlauf einer Akupunktur-Therapie gezeigt hat.

Gute Heilungschancen, insbesondere im Frühstadium; aber auch später kann durch Akupunktur eine Operation oft vermieden werden.

Sehnenscheiden-Entzündung

Sie entsteht häufig durch einseitige Belastung der Hände im Beruf, etwa beim stundenlangen monotonen Eintippen von Daten in einen Computer. Dann entzündet sich zunächst das Bindegewebe um eine Sehnenscheide. Wird die Hand jetzt nicht geschont, entzündet sich die Sehnenscheide selbst. Der betroffene Bereich, meist sind es die Daumensehnen, wird unbeweglich und schmerzt stark. Die Schmerzen strahlen oft in den Unterarm aus.

Mit Akupunktur läßt sich dieser Prozeß recht gut stoppen. Voraussetzung ist, daß das Handgelenk geschont wird. Ziel der Behandlung ist die Lockerung der verkrampften Muskeln, eine gute Durchblutung des entzündeten Gewebes und eine Schmerztherapie. Ist die Entzündung chronisch geworden, dauert die Behandlung entsprechend länger und endet nicht immer mit der Heilung. Bei akuten Beschwerden, die neu aufgetreten sind, genügen in manchen Fällen einige wenige Sitzungen. Wichtig ist allerdings, daß der Patient nach der Ausheilung seine Hand nicht mehr einseitig überlastet. Sonst kann auch Akupunktur einen Rückfall nicht verhindern.

Die Heilungschancen sind günstig; auch bei chronischer Sehnenscheiden-Entzündung sollte vor einer geplanten Operation eine Behandlung mit Akupunktur versucht werden.

Hexenschuß

Eine falsche Bewegung reicht oft – und schon krümmt sich der Rücken vor Schmerzen. Ein Hexenschuß heilt mit Wärme und Bettruhe meist von selbst. Das dauert ein paar Tage, manchmal länger. Schneller geht es mit Akupunktur. Eine Sitzung reicht bei vielen Patienten, um sie schmerzfrei zu machen. Der Akupunkteur stimuliert zu diesem Zweck Punkte am Unterarm oder am Unterschenkel. Die Wirkung wird durch Drehen oder elektrische Stimulation der Nadeln verstärkt, so daß sich ein spontanes Wärmegefühl am Akupunktur-Punkt einstellt. Es wird „De-Qi-Gefühl" genannt. Nach Ansicht vieler Therapeuten ist dieses De-Qi-Gefühl wichtig für den Heilerfolg, insbesondere bei der Behandlung akuter Störungen.

Wenn der Patient dieses Gefühl bemerkt, muß er beginnen, sich vorsichtig im Bereich der Lendenwirbelsäule zu bewegen. Das lockert die Verkrampfungen schon während der Akupunktur.
■ Gute bis sehr gute Ergebnisse.

Hüftgelenk-Verschleiß

Beschwerden, die von einem verschlissenen Hüftgelenk herrühren, können leicht mit Schmerzen von der Wirbelsäule her verwechselt werden, Deshalb ist es wichtig, zunächst die Diagnose absichern zu lassen. Oft ist nicht das Gelenk selber die Schmerzquelle, sondern die umgebenden Muskeln und Sehnen, die chronisch überlastet sind.

Wenn der Schmerz im Gelenk selbst sitzt, läßt sich mit Akupunktur nicht mehr viel machen. Dann kann eine Schmerztherapie die Zeit bis zur Operation erträglicher gestalten. Gegen die Muskel- und Sehnenschmerzen hat Akupunktur bessere Chancen. Auch sie wird auf längere Sicht die Implantation eines künstlichen Hüftgelenks nicht verhindern können, vor allem dann nicht, wenn der Verschleiß bereits fortgeschritten ist. Im Anfangsstadium jedoch kann sie durch Lockerung der Muskeln und Sehnen und durch eine effektive Schmerztherapie den Verlauf der Erkrankung stark verzögern. Einige Akupunkteure setzen neben den Nadeln Moxibustion (Wärme) ein, um die Durchblutung und den schmerzlindernden Effekt zu steigern.

■ Der Verschleiß selbst läßt sich mit Akupunktur nicht beheben. Ein Fortschreiten der Erkrankung kann gelegentlich

aufgeschoben werden. Als Schmerztherapie und zur Besserung der Beweglichkeit sinnvoll.

Kniegelenk-Verschleiß

Wie der Hüftgelenk-Verschleiß ist auch die Kniegelenk-
Arthrose ein Leiden älterer Menschen. Sie zeigt sich in einem
eher dumpfen, nicht genau lokalisierbaren Schmerz im Kniegelenk, wenn es belastet wird. Das Gelenk ist geschwollen,
gelegentlich auch entzündet. Hier sollte vor der Behandlung
mit Akupunktur eine gründliche Diagnose stehen. Denn
Rheuma im Kniegelenk macht ganz ähnliche Beschwerden,
auch ein Bänderriß ist denkbar.

Ist die Diagnose Gelenkarthrose gestellt, läßt sich mit etwas
Geduld Akupunktur sinnvoll einsetzen. Fünf bis höchstens
fünfzehn Behandlungen sind in der Regel nötig, um Reizungen
und Schwellungen zurückzudrängen und die Schmerzen zu
beseitigen.

Ist das Kniegelenk entzündet, raten manche Akupunkteure
von einer Behandlung ab. Andere benutzen für die Akupunktur
den Laser, der bei Arthrose besser wirken soll als Nadeln. Der
Verschleiß selbst läßt sich, wie beim Hüftgelenk, mit Akupunktur nicht aus der Welt schaffen – wohl aber die Schmerzen, die Schwellung und damit die Unbeweglichkeit des
Kniegelenks. Akupunktur bewirkt also, daß die Patienten mit
ihrem Leiden meist jahrelang leidlich zurechtkommen und
nicht operiert werden müssen.

Gute Chancen, die Erkrankung zu stoppen und eine eventuelle Operation zu vermeiden oder um Jahre hinauszuzögern.

Arthrose in den Fingern

Die Behandlungsergebnisse mit Akupunktur sind hier mit
denen am Kniegelenk vergleichbar, also überwiegend gut. Weil
es sich bei der Finger-Arthrose um in etwa die gleichen dege-
nerativen Prozesse handelt wie bei anderen Erscheinungsfor-

men der Arthrose, wirkt Akupunktur in diesen Fällen immer wie folgt: Die Schwellung geht zurück, das Gelenk wird besser durchblutet, die Schmerzen lassen nach, was der Beweglichkeit zugute kommt. Wie schon gesagt, schüttet der Körper während der Nadelung größere Mengen an Kortison aus, das die Entzündung zusätzlich bekämpft.

Gute Chancen; oft sehr gute symptomatische Besserung der Beschwerden.

Rheuma

Entzündliches Rheuma gehört zu den Autoimmun-Erkrankungen, bei denen der Organismus sein Abwehrsystem gegen sich selbst richtet und innere Organe und Gewebe mit der Zeit zerstört. Die Krankheit kennt viele Erscheinungsformen und ganz unterschiedliche Verläufe. Deshalb ist das, was hier dazu gesagt wird, nicht in jedem Fall verbindlich.

Die Krankheit ist mit schulmedizinischen Methoden wie mit Akupunktur nur schwer zu behandeln. Deshalb lehnen die meisten Akupunkteure eine Therapie ab. Gelegentlich soll es nach Akupunktur sogar zu einer Verschlimmerung der Symptome gekommen sein.

Es gibt andererseits Akupunkteure, die Rheuma nach eigener Aussage erfolgreich behandeln. Wenn es nachweislich durch Kälte und Feuchtigkeit mitverursacht worden ist, setzen sie auch die Moxibustion (Wärmebehandlung) ein. Nach altchinesischer Deutung ist Rheuma eine Kälte-Erkrankung, die durch Ausgleich der Energien geheilt werden kann. Gelenkveränderungen und -versteifungen sollen sich so aufhalten lassen.

Behandlung schwierig, oft wenig erfolgreich. Die Symptome können sich in einigen Fällen verschlimmern. Deshalb ist eine Behandlung mit Akupunktur insgesamt nicht zu empfehlen.

Wadenmuskel-Krämpfe

Sie können nachts während des Schlafes auftreten. Dann ist meistens ein Kalium- oder Magnesiummangel die Ursache. Muskelkrämpfe in der Wade beklagen oft auch Sportler nach großer Belastung. Außerdem können sie beim normalen Gehen entstehen, was auf Durchblutungsstörungen in den Beinen schließen läßt. Bei einer weiteren Patientengruppe lassen sich, trotz aller Untersuchungen, keine körperlichen Ursachen finden – obwohl die Krämpfe sich regelmäßig und schmerzhaft in Erinnerung bringen.

Möglicherweise liegen diese medizinisch nicht erklärbaren Krämpfe an einer vegetativen Überfunktion. Sie sind jedenfalls mit Akupunktur gut zu behandeln. Verkrampft sich der Muskel durch einen Mangel an Elektrolyten, muß der Patient in erster Linie Kalium und Magnesium einnehmen. Dauern die Krämpfe trotzdem fort, bringt Akupunktur normalerweise gute Erfolge. Auch Durchblutungsstörungen in der Wade lassen sich effektiv behandeln und die Krämpfe beseitigen.

Bei gelegentlichen, akut auftretenden Krämpfen durch sportliche Überlastung reicht in der Regel eine leichte Massage. Sinnvoll und sehr wirksam ist Akupunktur in allen anderen Fällen.

Magen-Darm-Erkrankungen

Magenschleimhaut-Entzündung

Die Beschwerden äußern sich in einem Druckgefühl im Oberbauch bis hin zu dumpfen Schmerzen, die über Tage anhalten können. Eine Magenschleimhaut-Entzündung verläuft fast immer chronisch. Wird sie nicht richtig auskuriert, kann sich ein Magengeschwür bilden.

Eine Entzündung oder Reizung der Schleimhaut kann ganz verschiedene Ursachen haben. Da ist zunächst Dauerstreß in

Verbindung mit zuviel Alkohol, mit Rauchen und falscher Ernährung zu nennen. Auch einige Medikamente, über Jahre eingenommen, schädigen die Schleimhaut. Zum dritten löst ein Bakterium, das sich eines Tages im Magen stark vermehrt, die Erkrankung aus.

Wer sich mit einer Entzündung an der Magenschleimhaut plagt, sollte als erstes seine Lebensgewohnheiten ändern. Das heißt: mehr Ruhe, weniger oder besser gar kein Alkohol, kein Tabak, keine scharfen Gewürze im Essen. Ein paar Tage Diät mit Zwieback und Kamillentee schaffen die Grundlage auch für eine erfolgreiche Akupunktur. Sie hilft dabei, die Entzündung so auszuheilen, daß diese nicht ein paar Wochen später wieder auftritt.

Oft gehen während der ersten Nadelung die Schmerzen stark zurück. Trotzdem braucht man mit einer solchen Entzündung oder gar einem Geschwür im Magen Geduld. Mit einer Serie von zehn Behandlungen kommen viele Patienten nicht hin. Um die Sache richtig auszukurieren, empfiehlt sich bei jahrelanger Gastritis eine zweite Behandlungsserie.

Wer übrigens das Bakterium Helicobacter pylori in krank machender Menge im Magen hat (das läßt sich heute leicht feststellen), bekommt ein Medikament verschrieben, das die Keime abtötet. Dadurch klingt auch die Entzündung ab. Akupunktur ist hier überflüssig.

Ausgezeichnete Wirkung, wenn die krank machenden Faktoren gleichzeitig ausgeschaltet werden.

Magen- und Zwölffingerdarm-Geschwür

Die Behandlung mit Akupunktur verläuft hier genauso wie bei der Magenschleimhaut-Entzündung. Die Heilungsaussichten sind ebenfalls vergleichbar. Der Kranke muß sich allerdings auf eine noch längere Behandlungsfrist einstellen, weil ein Magen- oder Zwölffingerdarm-Geschwür schwerer wiegt als eine Reizung oder Entzündung der Magenschleimhaut.

Gegebenenfalls kann die Akupunktur auch mit Medikamenten kombiniert werden. Das muß der Arzt bzw. Akupunkteur entscheiden. Im Prinzip ist so etwas sinnvoll, weil Akupunktur ja auf ganz anderem Wege wirkt als Medikamente, sich die beiden Methoden also ergänzen. Wie immer die Entscheidung ausgeht: Der Patient muß mithelfen, indem er die Auslöser seiner Erkrankung in Zukunft meidet.

Gute Heilerfolge. Eventuell Kombination mit Medikamenten sinnvoll. Ist das Bakterium Helicobacter pylori Auslöser, keine Akupunktur, sondern Medikamente.

Durchfall

Durchfall ist keine Krankheit, sondern ein Symptom – in der Regel für Krankheitserreger, die sich im Magen-Darm-Trakt eingenistet haben. Der Körper versucht sie loszuwerden, indem er unter anderem einen Kehraus veranstaltet. Es gibt aber auch nervöse Durchfälle, die von einem überreizten Nervensystem herrühren. Manche Menschen haben einen empfindlichen Magen. Auch sie bekommen leicht Durchfall.

Bleiben wir zunächst bei den Krankheitserregern. Die einfache Magen-Darm-Grippe ist am besten durchzustehen, indem man dem Körper freie Bahn läßt und sonst gar nichts unternimmt. Anders sieht es bei tropischen Erregern aus, die sich Urlauber oft einfangen. Manchmal dauert es Wochen, bis der Durchfall nachläßt und der Darm sich beruhigt. Mit Akupunktur läßt sich der Krankheitsverlauf drastisch abkürzen, denn sie aktiviert die Selbstheilung; sie hilft dem Körper, wieder ins Gleichgewicht zu kommen, und beruhigt den gesamten Verdauungstrakt.

Liegt die Ursache an einem nervösen Reizdarm oder einer Darmentzündung, bringt Akupunktur ebenfalls gute Ergebnisse. Wer einen empfindlichen Magen hat und bestimmte Reizstoffe nicht verträgt, sollte sich allerdings nicht auf Akupunktur allein verlassen. Sicher kann sie den Magen beeinflussen, indem sie etwa das vegetative Nervensystem besänftigt. Trotzdem: Die Reizstoffe besser weglassen!

▌Gute Wirksamkeit bei allen chronisch verlaufenden Durchfall-Erkrankungen.

Verstopfung

Sie gehört zu den am häufigsten verbreiteten sogenannten Zivilisationskrankheiten. Entsprechend hoch ist der Verbrauch an Abführmitteln. Die Abführmittel werden bei vielen Patienten schließlich zum letzten Mittel, um überhaupt noch Verdauung zu haben. Der Darm regt sich von selbst kaum mehr. In diesem chronischen Stadium wird es auch für den Akupunkteur schwierig, mit schnellen Erfolgen zu glänzen. Genau dies erwarten aber die meisten Patienten mit Verstopfung. Denn sie sind es ja gewohnt, sich per Zäpfchen schnell entleeren zu können.

Geduld ist hier die wichtigste Tugend. Akupunktur ist in der Lage, die natürliche Aktivität des Darmes anzuregen. Dazu sind oft Behandlungen über mehrere Wochen bis Monate nötig. Dann zeigt Akupunktur spürbare Wirkung. Gleichzeitig sollte der Patient lernen, sich ballaststoffreich zu ernähren, soweit er das noch nicht tut. Sport oder ausgiebige tägliche Spaziergänge unterstützen die Behandlung

▒ Gute Wirkung bei längerer Anwendung.

Erbrechen

Entscheidend ist bei diesem Symptom, wovon es ausgelöst wird. Liegt dem Erbrechen eine gewöhnliche Darmgrippe zugrunde, braucht man nichts zu unternehmen. Der Körper befreit sich damit von Krankheitserregern und deren Giftstoffen. Erst wenn das Erbrechen über viele Stunden anhält, kann und sollte mit Akupunktur der nutzlos gewordene Brechreiz gestoppt werden. Das funktioniert im allgemeinen sehr gut. Doch muß der Arzt immer eine gründliche Diagnose stellen, um eventuell verborgene andere Ursachen ausschließen zu können.

Sehr bewährt hat sich Akupunktur auch beim Schwangerschafts-Erbrechen. Bei manchen Frauen kann das Erbrechen so schlimm sein, daß sie in einen regelrechten Nährstoffmangel hineingeraten. Das ist auch für das Ungeborene nicht ganz ungefährlich. Mit Medikamenten müssen Frauen in dieser Phase ihrer Schwangerschaft vorsichtig sein – also ist Akupunktur hier ein ideales Gegenmittel, das schnell und dauerhaft wirkt.

Gegen Reisekrankheit, die sich als Übelkeit oder auch Erbrechen äußert, hilft Akupunktur ähnlich gut. Empfehlenswert ist die einmalige Behandlung jeweils vor einer Reise. Sie stabilisiert den Gleichgewichtssinn und nimmt etwas die Aufgeregtheit weg, die viele Leute vor Urlaubsantritt befällt und ihrem Magen gar nicht bekommt.

Sehr wirksam und sinnvoll, wenn das Erbrechen nicht durch Krankheitserreger ausgelöst ist. Vor allem beim Schwangerschafts-Erbrechen und gegen Reisekrankheit eine Alternative zu Medikamenten.

Schluckauf

Fast immer hört ein Schluckauf nach ein paar Minuten, spätestens einer halben Stunde, von selber auf. Manche Leute haben aber Tage damit zu tun, und in seltenen Fällen wird Schluckauf chronisch. Weshalb die zuständigen Nerven verrückt spielen, konnte noch nicht geklärt werden. Möglicherweise gibt es hier eine psychische Komponente. Akupunktur kann das Übel meist rasch beheben, was tatsächlich auf eine psychovegetative Störung hinweist. Das schließt organische Ursachen aber keineswegs aus.

Nach Operationen zum Beispiel kommt es gelegentlich zu regelrechten Anfällen von Schluckauf. Solche akuten Beschwerden werden mit Akupunktur in nur einer Sitzung beseitigt. Bei chronischem Schluckauf dauert die Behandlung länger – mindestens fünf Einzelsitzungen sind anzusetzen. Dabei wenden die Therapeuten, neben der Nadelung am Unterarm und an lokalen Punkten, auch gern die Ohr-Akupunktur an.

Gute Erfolgsaussichten; Mittel der ersten Wahl, weil die Schulmedizin bei chronischem Schluckauf keine wirksamen Therapiemöglichkeiten kennt.

Sodbrennen

Hier verhält es sich ähnlich wie beim Schluckauf. Akutes Sodbrennen, etwa durch zu fettes Essen, geht fast immer von selbst wieder weg. Manchmal hilft auch ein Stück trockenes Brot, das langsam gekaut wird – ein einfaches und ziemlich wirkungsvolles Mittel aus Omas Hausapotheke.

Chronisches Sodbrennen kann nervöse Ursachen haben – dann wirkt Akupunktur auf jeden Fall. Sodbrennen mag aber auch ein Symptom sein für tieferliegende Störungen, die immer erst ergründet werden müssen. In solchen Fällen läßt sich mit Akupunktur zwar der gereizte Magen beruhigen, das Sodbrennen nimmt schließlich ab. Gegen die eigentliche Erkrankung wird aber der Einsatz von Medikamenten notwendig sein.

Bei nervösen Störungen gute Wirksamkeit; sonst eventuell Kombination mit schulmedizinischen Methoden.

Darmkrämpfe

Sie sind überwiegend nervös bedingt, treten im Dickdarm auf und können für die Patienten sehr schmerzhaft sein. Eine medizinische Diagnose läßt sich nur selten stellen, abgesehen von der sogenannten Colitis ulcerosa, bei der sich Darmgeschwüre bilden.

Akupunktur verfolgt hier ihre fast klassische und wirksamste Aufgabe, indem sie das vegetative Nervensystem besänftigt und einen psychischen Ausgleich schafft. Außerdem werden die Krämpfe direkt behandelt. Nebenbei: Fast alle Menschen, die leicht erregbar sind oder an schweren inneren Konflikten leiden, bekommen mit der Zeit Probleme im Magen-Darmtrakt. Selbst psychisch stabile Menschen haben in gewissen Lebenslagen „die Hosen voll", wie der Volksmund sagt. Eine Streßsituation ist der Verdauung bisweilen also sehr förderlich; ein dauernd gestreßter Mensch aber sollte, um einer chronischen Fehlfunktion des Magen-Darmtraktes vorzubeugen, rechtzeitig mit Akupunktur beginnen.

▌ Bei nervösen Beschwerden sehr gute Heilerfolge; effektiv auch gegen Darmgeschwüre.

Appetitlosigkeit

Bevor eine Behandlung ins Auge gefaßt wird, muß bei diesem Symptom unbedingt die Ursache geklärt werden. Dahinter können sich vergleichsweise harmlose Auslöser verbergen wie eine leichte Magenverstimmung. Doch auch schwere Krankheiten kommen in Frage, im schlimmsten Fall etwa ein Magenkarzinom. Speziell bei heranwachsenden Mädchen und neuerdings auch Jungen gesellt sich ein weiteres Krankheitsbild dazu: die Magersucht.

Diesem Phänomen liegt eine gravierende psychische Störung zugrunde. Manche Akupunkteure behandeln die Magersucht (angeblich) erfolgreich. Das leuchtet auch ein, denn der ausgleichende Effekt der Akupunktur auf die Psyche ist unbestritten. Andererseits sollte gerade bei der Magersucht – wie auch der Eß-Brechsucht (Bulimie) – ein Psychotherapeut in die Behandlung einbezogen werden.

Handelt es sich bei Appetitlosigkeit um eine leichtere Grunderkrankung, oder ist überhaupt keine medizinische Ursache erkennbar, läßt sich das Hungergefühl meist mit wenigen Akupunktur-Sitzungen wecken.

▌ Bei leichteren Grunderkrankungen spontane und gute Wirkung. Zur Behandlung der Magersucht ist immer die Kombination mit einer Psychotherapie nötig.

Hämorrhoiden

So angenehm es wäre, dieses weitverbreitete Übel einfach wegnadeln zu können – bei Hämorrhoiden ist Akupunktur grundsätzlich überfordert. Eine Operation ist im fortgeschrittenen Stadium unumgänglich. Was Akupunktur bei diesem Leiden wohl kann: vor und nach Operationen die Schmerzen lindern und Entzündungen vermeiden helfen. Dazu benutzt der Akupunkteur statt Nadeln den Laserstrahl. Denn gerade in der Aftergegend kann das Nadeln sehr schmerzvoll sein.

Lediglich symptomatische Wirkung gegen Schmerzen und Entzündungen; keine Alternative zur Operation.

Herz-Kreislauf-Erkrankungen

Nervöse Herzbeschwerden

Streß, chronische Überlastung und eine allgemein labile seelische Verfassung bringen bei so manchem das Herz immer wieder mal aus dem Takt. Der Patient spürt sein Herz bis zum Hals hinauf schlagen, dann fängt es plötzlich und ohne äußeren Anlaß an zu rasen, manchmal spürt er es gar nicht mehr – und glaubt schon an seinen baldigen Herztod.

Nicht wenige dieser Patienten steigern sich bei solchen scheinbaren Fehlfunktionen ihres Herzens in eine Panik hinein. Sie neigen auch dazu, ihr Herz ständig zu kontrollieren. Dies alles verschlimmert die Symptome. Medizinisch ist das Herz gesund, Gefahr besteht also nicht. Aber die „Herzkranken" leiden trotzdem sehr unter ihren Anfällen. Akupunktur kann ihnen helfen. Sie sorgt für eine anhaltende Entspannung. Die Muskeln entspannen sich dabei, auch die verkrampfte Psyche wird gestreichelt. Durch ihren stark beruhigenden Effekt löst

Akupunktur relativ schnell die Angstzustände, die mit solchen Anfällen einhergehen und latent immer vorhanden sind. Die Patienten lernen, mit Herzattacken gelassener umzugehen. Das erzeugt wiederum den Effekt, daß die Anfälle seltener werden und milder verlaufen.

Voraussetzung für den Erfolg ist allerdings, daß keine festsitzenden Neurosen oder gar Psychosen die Auslöser für die Herzunregelmäßigkeiten sind. An solche tiefen Konflikte kommt Akupunktur in der Regel nicht heran. Auch zugrunde liegende schwere Depressionen sollten neben der Akupunktur mit Medikamenten oder einer Psychotherapie behandelt werden.

> Gute Resultate; bei schweren seelischen Störungen eventuell Kombination mit anderen Methoden.

Angina pectoris

Im Gegensatz zu den nervösen Herzbeschwerden ist Angina pectoris eine echte Herzerkrankung, und zwar eine schwere. Die Herzkranzgefäße sind durch Ablagerungen verstopft, der Herzmuskel bekommt dadurch zuwenig sauerstoffreiches Blut. Das löst im Gegenzug den Herzschmerz aus. Darüber hinaus bringt das Herz nicht seine volle Leistung. Der Patient schwebt, zumal im Endstadium der Erkrankung, in ständiger Lebensgefahr.

Mit Akupunktur lassen sich die verstopften Gefäße nicht von ihren Ablagerungen befreien. An der Ursache kann Akupunktur demnach nichts ändern. Was machbar ist: den Herzschmerz zu lindern, die Kranken zu beruhigen und vor allem die mit der Krankheit oft verbundenen Angstanfälle zurückzudrängen.

> Keine Heilerfolge, nur Symptombekämpfung. Angina pectoris sollte mit schulmedizinischen Methoden behandelt werden.

Bluthochdruck

Zu hoher Blutdruck kann ganz unterschiedliche Ursachen haben. Je nachdem wirkt Akupunktur – oder nicht. Fangen wir mit den Auslösern an, bei denen sie zumeist wirkungslos bleibt. Das sind manche inneren Organstörungen, etwa Nierenfunktions-Störungen. Einen oft ausgezeichneten Effekt hat sie aber bei hohem Blutdruck, dem keine erkennbare Störung vorangeht. Es gibt unter anderem einen Punkt am Fußrücken, den sogenannten Leberpunkt 3, dessen Nadelung den Blutdruck sehr schnell fallen läßt.

Hoher Blutdruck stellt sich häufig auch bei Jungen in der Pubertät ein. Das liegt daran, daß bei ihnen die Muskeln rasch wachsen. Muskelmasse aber drückt auf die Blutgefäße, wie Untersuchungen ergeben haben, und läßt so den Blutdruck ansteigen. Auch bei dieser Form von hohem Blutdruck zeigt Akupunktur gute Wirkung. Sie läßt die Muskeln leicht erschlaffen, was die Gefäße entlastet. Das Herz muß nicht mehr gegen diesen Druck anpumpen. Als Konsequenz sinkt der Blutdruck.

Manche Therapeuten benutzen gegen hohen Blutdruck eine spezielle Technik: den Mikro-Aderlaß. Nach dem Setzen der Nadel quetschen sie aus der winzigen Wunde ein paar Tröpfchen Blut heraus. Das soll nach Aussage dieser Therapeuten einen besonders intensiven Akupunktur-Reiz bewirken, was den Blutdruck günstig beeinflusse. Andere setzen zur Verstärkung des Reizes Moxibustion (Wärme) ein, auch chinesische Kräutersubstanzen werden zusätzlich gegeben. (Wie schon gesagt, umfaßt die Traditionelle Chinesische Medizin Akupunktur, chinesische Apotheke, Ernährungslehre und Bewegungslehre.) Natürlich läßt sich Akupunktur ebenso mit modernen westlichen Mitteln kombinieren.

Das befreit den Patienten jedoch nicht von der Pflicht, seine Ernährungsgewohnheiten und seinen allgemeinen Lebensstil der Erkrankung anzupassen. Er sollte sich eher fettarm ernähren, nicht zu stark würzen und salzen. Alkohol und Tabak sind Gift (nicht nur) bei zu hohem Blutdruck. Auch viel Bewegung an frischer Luft reguliert auf Dauer den Blutdruck , man sollte aber keinen Leistungssport betreiben.

▌Überwiegend gute Wirksamkeit; für langfristige Erfolge eventuell Kombination mit anderen Methoden und Anpassung des Lebensstils.

Zu niedriger Blutdruck

Die Wirkung der Akupunktur zielt hier auf einen tonisierenden, das heißt, gefäßstabilisierenden Effekt. Die Blutgefäße werden verengt, dadurch steigt in ihnen der Blutdruck an. Der Akupunkteur benutzt dazu eher dünne Nadeln, die er für 20 Minuten in der Haut beläßt, ohne sie zu stimulieren. Auch Kneippsche Güsse und kalt-heiße Wechselduschen können den Blutdruck anregen. Ideal ist eine Kombination von Akupunktur mit solchen begleitenden Therapien.

Im Gegensatz zu krankhaft erhöhtem Blutdruck ist zu niedriger Blutdruck im allgemeinen nicht gesundheitsschädlich oder gar lebensgefährlich – von Ohnmachtsanfällen mal abgesehen, bei denen man sich schwer verletzen kann.

▌Gute Erfolge; die Wirkung der Akupunktur läßt sich durch begleitende Anwendungen wie Wechselduschen steigern.

Raynaud'sche Krankheit

Nur Mädchen und Frauen leiden unter dieser bis heute nicht restlos erforschten Arterienverkrampfung in den Fingern. Die Minderdurchblutung tritt anfallsweise auf, meistens durch einen Kältereiz ausgelöst. Die Finger werden kalkweiß, mitunter auch die Zehen. „Leichenfinger" nannte man früher diese Störung, die als schmerzhafter Krampf verläuft.

Mit Akupunktur läßt sich lediglich ein vorübergehender Effekt erreichen, so daß ein akuter Krampf sich lösen kann. Eine Heilung der Krankheit ist bisher nicht gelungen. Treten die Anfälle häufig auf, lohnt sich auf jeden Fall ein Versuch mit Akupunktur, denn schulmedizinische Methoden stehen kaum zur Verfügung. Entkrampfende Medikamente haben zu große Nebenwirkungen, um sie gegen diese relativ harmlose Störung einzusetzen.

> Schnelle, aber nur kurze Wirksamkeit. Keine Heilung auf Dauer.

Arterielle Durchblutungsstörungen

Diese auch „Schaufensterkrankheit" genannte Verengung von Arterien in den Beinen zeigt sich darin, daß die Betroffenen nach einer kurzen Wegstrecke stehenbleiben müssen, weil sie Schmerzen bekommen. Läßt die Belastung nach, können sie weitergehen. So kommt es, daß die Kranken alle paar Meter scheinbar interessiert ein Schaufenster betrachten, in Wirklichkeit aber vor Schmerzen nicht mehr gehen können.

Die Ursache der Verengungen in den Arterien sind überwiegend Verkalkungen, vor allem in der Wade. Dadurch nimmt die Blutversorgung des Muskels ab, und es kommt zu einem Sauerstoffmangel. Ist nur eine Arterie verstopft oder die Verengung im Anfangsstadium, läßt sich mit Akupunktur die Durchblutung so weit verbessern, daß eine Operation zumindest hinausgezögert werden kann. Je höher am Bein die verengte Arterie liegt, desto schlechter sind allerdings die Behandlungsmöglichkeiten. Ein Versuch lohnt sich aber auf jeden Fall, weil wie gesagt sonst nur eine Operation helfen kann.

> Gute Behandlungsmöglichkeiten, wenn nur eine oder wenige Arterien verengt sind und die Verengung im Unterschenkel liegt.

Venöse Durchblutungsstörungen

Dieser als „Krampfadern" geläufige Blutstau in den Beinvenen entsteht durch einen Verschleiß der Venenklappen. Die Venenklappen funktionieren wie Ventile. Sie sorgen dafür, daß das sauerstoffarme Blut in den Venen nicht zurückfließen kann, wenn es zu den Lungen hochgepumpt wird. Durch zuwenig Training, zuviel verkrampftes Sitzen und natürlichen Verschleiß gelingt ihnen diese Aufgabe nicht mehr vollständig. Das Blut staut sich und drückt auf die Venenwände. Diese dehnen sich aus, werden dick und sind dann als Krampfadern leicht zu erkennen. In fortgeschrittenen Stadien kann eine Thrombose entstehen – ein Blutpfropf, der die Vene komplett verstopft.

Die verschlissenen Venenklappen lassen sich mit Akupunktur nicht reparieren; doch steigert sie immerhin die Durchblutung in den Muskeln und anderen Geweben und schwemmt Wasseransammlungen (Ödeme) aus, die das kranke Bein zusätzlich belasten würden. Akupunktur wirkt hier also nur unterstützend, idealerweise in Verbindung mit einem gezielten Venentraining und mit Medikamenten.

▌Als unterstützende Maßnahme geeignet, in Kombination mit Gymnastik und Medikamenten. Nicht geeignet, die Erkrankung zu heilen.

Kalte Füße und Hände

Sie sind ein Symptom für schlechte Durchblutung. Was der Grund dafür ist, muß der Arzt untersuchen. Oft haben kalte Füße und Hände rein vegetative Ursachen. Die Patienten sind von Natur aus ängstlich, übernervös. Gelegentlich leiden sie auch an zu niedrigem Blutdruck. Starke Raucher haben auch oft kalte Hände, weil das Nikotin die Blutgefäße verengt.

Mit Akupunktur lassen sich hier gute Erfolge erzielen. Sie wirkt einerseits beruhigend auf das vegetative Nervensystem und fördert dazu die Durchblutung.

▉ Gute bis sehr gute Behandlungsmöglichkeiten.

Kopfschmerzen und Migräne

Chronische Kopfschmerzen

Sie treten als leichte bis mittelschwere Schmerzen auf, die über Stunden oder sogar Tage anhalten, aber nicht krampfartig auftreten. Die Ursachen, soweit sie nicht durch eindeutige organische Leiden bedingt sind, lassen sich oft nur schwer ermitteln. Sie reichen von zu niedrigem Blutdruck über Wetterfühligkeit bis hin zu Unverträglichkeiten bestimmter Nahrungsmittel. Auch Alkohol und Tabak spielen gelegentlich eine Rolle. Grundsätzlich können alle gefäßverändernden Stoffe Auslöser von Kopfschmerzen sein. Kopfschmerzgeplagte wissen nach einiger Zeit meist von selbst, was ihnen nicht bekommt beziehungsweise bei welchem Wetter sie am besten zu Hause bleiben.

Daneben können Kopfschmerzen ein Symptom nervlicher Überforderung oder allgemein seelisch bedingt sein. Hier wie in fast allen anderen Fällen zeigt sich die sanfte Stärke der Akupunktur. Sie dämpft die überreizten Nerven, sie fördert die Durchblutung im Schmerzgebiet und wirkt direkt gegen die Schmerzen. Der größte Vorteil der Akupunktur liegt bei Kopfschmerzen darin, daß sie die Kranken von ihren Schmerzmitteln befreit und eine langfristige Wirkung entfaltet, oft über Jahre.

Bei einigen Grundstörungen ist Akupunktur aber überfordert, so bei Hirntumoren und Augenfehlern, die Kopfschmerzen nach sich ziehen. Deshalb ist vor der Behandlung eine gründliche Untersuchung auf mögliche organische Ursachen wichtig.

Gute Erfolgsaussichten; bei schweren organischen Störungen nur als Begleittherapie zu anderen Behandlungsformen.

Migräne

Die ersten Symptome einer heraufziehenden Migräne gleichen bei vielen Patienten normalen Kopfschmerzen. Der Schmerz verteilt sich über die Stirn. Nach wenigen Stunden wandert er auf eine Kopfseite und sitzt dann, wie Patienten es ausdrücken, hinter den Augen. Die Schmerzen steigern sich zu krampfartigen Anfällen mit Erbrechen, die stundenlang anhalten können.

Andere Patienten wachen morgens schon mit pulsierenden Schmerzen auf einer Kopfseite auf, sie überspringen quasi das erste Stadium. Andere haben eine beidseitige Migräne; die Schmerzen können bis in den Nacken ausstrahlen.

Migräne ist also ein Sammelbegriff für teilweise verschiedene Symptome. Die Ursachen sind immer die gleichen: Zunächst verengen sich die Blutgefäße im Kopf. Leichte Kopfschmerzen ziehen auf, weil das Hirn zuwenig Sauerstoff bekommt. In der zweiten Phase erweitern sich die Gefäße stark, so daß durch die hauchdünnen Gefäßwände Blutbestandteile dringen und eine Entzündung auslösen. Das wiederum führt zu den starken Schmerzkrämpfen.

Die Verengung und Erweiterung der Gefäße kann sich wiederholen, entsprechend länger dauert dann ein Migräneanfall. Wird ein Patient in der Phase eins mit Akupunktur behandelt, kommt es normalerweise schon nicht mehr zu der starken Erweiterung der Blutgefäße. Phase zwei, die mit Krämpfen verbunden ist, wird also unterdrückt. Der Akupunkteur nadelt Punkte am Arm, die in den Hirngefäßen die Durchblutung steigern. Er verhindert damit, daß sich die Gefäße stark verengen. Im Gegenzug erweitern sie sich dann auch nicht wesentlich. Die Schmerz-Schaukel von Verengung und Erweiterung wird im Ansatz gestoppt.

Die Erfolgsquote der Akupunktur bei Migräne liegt im Schnitt höher als 70 Prozent. Speziell bei hormonell ausgelöster Migräne, etwa durch die Hormonumstellung beim Eisprung der Frau, erzielt sie fast durchweg sehr gute Ergebnisse. Erstaunlich ist, daß eine Behandlungsserie von höchstens zehn Sitzungen den Patienten oft für Jahre von seiner Qual befreit.

Die erste Phase der Migräne erleidet der Patient auch nach der Therapie weiter. Das sind die „normalen" Kopfschmerzen. Sie steigern sich aber nicht mehr zu Phase zwei, den Krämpfen. Es gibt auch Patienten, die nach der Behandlung ganz ohne Beschwerden sind, also nicht mal mehr leichte Kopfschmerzen haben.

Weshalb Akupunktur diese Langzeiterfolge hat, kann kein Experte erklären. Sicher ist, daß Akupunktur den Stoffwechsel im Hirn zum Guten verändert. Wie sich die biochemischen Abläufe im einzelnen ändern, läßt sich bislang nicht nachvollziehen. Denkbar ist hier wie bei vielen anderen chronischen Störungen, daß – bildhaft gesprochen – Akupunktur dem Körper neue, richtige Informationen gibt und die falschen Informationen löscht.

▨ Oft sehr gute Erfolge, vor allem bei der Dauerwirkung.

Kopfschmerzen durch Wirbelsäulen-Schäden

Verschlissene und überbeanspruchte Wirbel können Reizungen auslösen, die dann als Schmerzen bis in den Kopf hoch zu spüren sind. Auch beim Sport passiert so etwas gelegentlich. Durch die teils extreme Beanspruchung einzelner Wirbel, besonders im Nacken zum Beispiel bei Hochspringern, entsteht eine Nervenblockade in den Wirbeln. In der Folge verkrampfen sich die Muskeln in diesem Bereich, die Bänder sind gereizt und überdehnt.

Manche Akupunkteure nadeln die Halswirbel direkt mit einem tiefen Stich bis auf die Knochenhaut. Das soll die Blokkade unmittelbar beeinflussen. Entspannend auf Nerven und Muskeln wirken wieder andere Punkte, die auch die Durchblutung in dem verkrampften Gebiet fördern und eine mögliche Nervenentzündung bekämpfen. Sind die Beschwerden chronisch, muß der Patient auch die Auslöser beseitigen. Das kann eine falsche Sitzhaltung sein (zu weit nach vorn gebeugt), beim Sport auch die immer gleichen Übungen.

Selten bilden sich solche Beschwerden durch seelische Nöte. Eine psychotherapeutische Unterstützung empfiehlt sich, wenn es sich um gravierende Neurosen handelt.

Recht gute Erfolge; bei chronischen Beschwerden muß die Ursache abgestellt werden; eventuell chiropraktische oder psychotherapeutische Begleit-Behandlung.

Kopfschmerzen durch Verspannungen

Hierbei sind nicht die Wirbel, sondern nur die Nackenmuskeln betroffen. Oft entstehen solche Verkrampfungen durch seelische Spannungszustände, aber natürlich auch durch Überdehnung, Zugluft oder falsche Körperhaltung. Wenn nicht seelische Ursachen dahinterstecken, sind solche Verspannungen mit Akupunktur leicht zu behandeln. Oft genügt eine Sitzung, um die Muskeln wieder zu lockern und damit die Kopfschmerzen zu nehmen. Ist der Auslöser seelischer Natur, kann Akupunktur zwar die Schmerzen bekämpfen und die Muskeln entspannen. Auch bringt sie dem Patienten eine gewisse seelische Entspannung. Seine Probleme – und damit die Ursache der körperlichen Beschwerden – muß er aber auf anderem Wege lösen.

Oft spontane, intensive Wirkung. Bei seelischen Auslösern eventuell einen Psychotherapeuten hinzuziehen.

Frauenleiden

Menstruationsstörungen

Wenn die Beschwerden nicht in den Wechseljahren auftreten, muß der Facharzt zunächst die Ursache feststellen. Das können vorübergehende seelische Faktoren sein, auch bestimmte Medikamente bewirken ein Aussetzen der Regel. Sind die Keimdrüsen, durch welchen Umstand auch immer, der Grund dafür, stellen sich häufig Begleitsymptome wie Hitzewallungen und Schlaflosigkeit ein. Die Beschwerden gleichen dann denen in den Wechseljahren, weil weniger Sexualhormone ausgeschüttet werden.

Mit Akupunktur lassen sich tiefgehende Störungen in diesem Bereich nur mühsam behandeln. Sie steigert die Durchblutung im Becken, was die Eierstöcke anregt, mehr Hormone zu produzieren. Liegt der Grund in psychischer Verkrampfung, wirkt Akupunktur oft sehr gut. Wie bei so vielen anderen Störungen, entspannt sie das gesamte Nervensystem und hat damit einen ausgleichenden Einfluß auf die Seele.

Auch gegen Wechseljahres-Beschwerden hat Akupunktur sich gut bewährt. Hier sorgt der Therapeut vor allem dafür, daß die Symptome wie Hitzegefühl, innere Unruhe, Depressionen und Schlaflosigkeit nachlassen.

Gute Erfolgschancen; bei schweren organischen Störungen nur Symptombekämpfung.

Regelschmerzen

Während oder kurz vor der Regel bekommen viele Frauen starke Krämpfe im Unterleib. In leichteren Fällen ist es ein ziehender Schmerz. Diese akuten Beschwerden lassen sich mit Akupunktur lindern. Auch vorbeugend leistet Akupunktur hier gute Dienste.

Oft genügt es, ein oder zwei Fernpunkte zu stimulieren. Die Schmerzen klingen dann nach wenigen Minuten ab. Zur Vorbeugung sollten zwischen zwei Perioden mindestens sieben Behandlungen stattfinden.

Gute Wirkung bei akuten Beschwerden und zur Vorbeugung.

Eierstock- und Eileiterentzündungen

Akute Infektionen dieser Art sollten am besten mit Medikamenten behandelt werden, etwa mit Antibiotika. Hat eine Frau aber öfter mit solchen Entzündungen zu tun und deutet sich ein chronischer Verlauf an, ist den Beschwerden mit Akupunktur besser beizukommen. Akupunktur sollte dann zumindest zusätzlich zum Einsatz kommen, denn sie richtet das gestörte Immunsystem wieder auf. Dazu lindert sie relativ schnell die Schmerzen und entkrampft den meist völlig verspannten Unterleib.

Eine chronische Eierstock- oder Eileiterentzündung braucht Zeit und Geduld. Die Patientin muß mehrere Sitzungen einkalkulieren. Einige Akupunkteure setzen bei chronischem Verlauf auch die Moxibustion (Wärmereiz auf den Akupunktur-Punkt) ein.

Bei akuter Entzündung nur als Begleittherapie zu empfehlen. Meist gute Chancen bei chronischem Verlauf; die Behandlung braucht allerdings Zeit.

Geburtshilfe

Obwohl kein Frauenleiden im eigentlichen Sinne, soll die Linderung von Schmerzen bei der Geburt hier ihren Platz haben. In China seit jeher gang und gäbe, hat die Akupunktur seit rund einem Jahrzehnt auch in unseren Kreißsälen Einzug gehalten. Ihre Hauptaufgaben liegen bei der Geburtshilfe in der körperlichen und seelischen Entspannung vor und während der Geburt und in der direkten Schmerzausschaltung.

Studien zufolge verhilft Akupunktur zwei von drei damit behandelten Frauen zu einer weitgehend schmerzfreien, sanften und streßarmen Geburt. Außerdem entsteht keine Gefahr, dem Kind durch Schmerzmittel eventuell zu schaden.

Ein weiterer Vorteil: Akupunktur regt die Wehentätigkeit an, beschleunigt dadurch die Geburt. Die Kräfte der Mutter und des Kindes werden geschont. Der Akupunkteur kombiniert schmerzlindernde Punkte mit Punkten, die entspannend auf den Unterleib und die Gebärmutter einwirken. Die Nadeln müssen mit der Hand oder elektrisch stimuliert werden.

■ Sehr gute Wirkung gegen die Schmerzen und als Streßlöser.

Mangelnder Milcheinschuß

Fachleute nennen die Störung, bei der nach der Geburt zuwenig Muttermilch gebildet wird, „Laktationsschwäche". Nach chinesischer Lehrmeinung liegt die Ursache in fehlendem Qi, also in einer Energieschwäche. Tatsächlich ist die junge Mutter nach der Geburt oft so mitgenommen, daß ihr Körper keine Reserven mehr übrig hat. Er muß sich erst erholen. Gelegentlich liegt die Störung auch an der niedergedrückten Stimmung, die manche Frau nach der Geburt heimsucht.

Beide Ursachen lassen sich mit Akupunktur gut behandeln. In Kombination mit Aufbaupräparaten erholt sich der Organismus schnell; die Depression wird durch die Entspannung der gestreßten Nerven sanft kuriert.

■ Gute Wirksamkeit.

Sexualstörungen

Unfruchtbarkeit

Die Ursache für Unfruchtbarkeit ist bisweilen nur schwer aufzudecken. Bei Frauen mag es an Hormonstörungen liegen; manchmal sind die Eileiter nach einer Eierstockentzündung verklebt. Anderen Frauen spielt die Psyche einen Streich. Gerade wenn sie sich unbedingt und möglichst schnell ein Kind wünschen, klappt es nicht.

Auch die Unfruchtbarkeit bei Männern kann seelische Gründe haben, wenn auch seltener. Es gibt Männer, bei denen die Hoden von Natur aus wenig Spermien produzieren. Andere haben sich, vielleicht ohne sich daran zu erinnern, als Kind

oder Jugendlicher eine Verletzung an ihren Keimdrüsen zuge-
zogen. Auch bestimmte Medikamente, Alkohol und vermutlich
sogar Nikotin können die Fruchtbarkeit herabsetzen.

Die Vielfältigkeit der möglichen Ursachen einer Fruchtbar-
keitsstörung zeigt, wie wichtig eine intensive Diagnose vor der
Behandlung ist. Bisweilen läßt sich die Unfruchtbarkeit mit
schulmedizinischen Methoden schnell beheben. Viele Paare
aber hoffen vergebens. Hier kann Akupunktur oft noch helfen.

Die Ergebnisse sind jedenfalls ermutigend. Weil Akupunktur
auch in den Hormonstoffwechsel eingreift, indem sie zum Beispiel die Bildung von Sexualhormonen anregt, führt sie mit
etwas Geduld in vielen Fällen zum Erfolg.

Ihre ausgleichende Wirkung auf die Psyche tut ein übriges:
Gerade bei Frauen lösen sich die seelischen Verkrampfungen,
die die körperlichen Vorgänge blockieren. Nachgewiesen ist
überdies, daß Akupunktur beim Mann die Zahl der Spermien
erhöht und deren Beweglichkeit verbessert.

Daß Akupunktur direkt – ohne seelische Beeinflussung – auf
die Keimdrüsen wirkt, zeigen ihre Erfolge in der Behandlung
unfruchtbarer Tiere. In der Tierzucht ist Unfruchtbarkeit gelegentlich ein Problem. Professor Bischko aus Wien hat in einem
Versuch nachgewiesen, daß unfruchtbare Stiere durch Akupunktur wieder fortpflanzungsfähig werden. Eine einzige
Behandlung genügte bei diesem Versuch, um die Samenwerte
eines solchen Stieres deutlich zu verbessern. Dabei nadelte
Bischko lediglich einen einzigen Akupunktur-Punkt.

Gute bis befriedigende Erfolge. Bei einzelnen Grundstörungen ist Akupunktur allerdings zwecklos. Vor der Behandlung
ist eine besonders gründliche Diagnose wichtig.

Impotenz

Häufig sind Streß, Angst oder schlicht Erschöpfung die Ursachen einer Erektionsschwäche. An diese Ursachen kommt
Akupunktur recht gut heran. Sie hat zudem eine physiologi-

sche Wirkung auf die Geschlechtsorgane, indem sie die Durchblutung im Becken anregt. Dazu kommt, daß die Durchblutung
der hormonbildenden Drüsen zunimmt, was vermutlich ihre
Produktion steigert.

Auch schwere Krankheiten wie Diabetes können der Grund
für eine Impotenz sein, ebenso gravierende organische Defekte
in den Geschlechtsorganen, die bisweilen von Verletzungen
stammen. Hier ist Akupunktur generell überfordert. Einen Versuch sollte man nur dann unternehmen, wenn wirklich alle
anderen Möglichkeiten ausgeschöpft sind.

Gute bis befriedigende Resultate bei psychischen Ursachen
und allgemeiner Erschöpfung. Schwankende bis schlechte
Ergebnisse bei schweren organischen Defekten.

Frigidität

Hier muß zunächst geklärt werden, ob die sexuelle Lustlosig-
keit Folge einer Hormonstörung ist oder ob – was viel häufiger
vorkommt – die Gründe im Seelenleben zu suchen sind. Was
Männer frigide nennen, hat mit dem medizinischen Fachbe-
griff außerdem oft nichts zu tun. Wenn Frauen sich ihrem
Mann verweigern, liegt das nicht immer an der Frau. Oft sind
beide beteiligt, und eine psychologische Partnertherapie beispielsweise bringt dann bessere Erfolge als ärztliche Hilfe.

In den seltenen Fällen, wo eine echte Frigidität vorliegt und
die Frau deswegen sehr unglücklich ist, kann Akupunktur gelegentlich etwas ausrichten. Bei Hormonstörungen etwa, bei
leichteren Depressionen und inneren Verspannungen. Doch
bereits bei einer tiefsitzenden Neurose ist Akupunktur in der
Regel überfordert. Das ist Sache des Psychologen.

Überwiegend mäßige Ergebnisse; gute Resultate bei Hormonstörungen und leichteren seelischen Ursachen.

Ohrenerkrankungen

Ohrgeräusche (Tinnitus)

Sind wir stundenlang sehr lauten Geräuschen ausgesetzt, haben wir hinterher oft ein Klingeln im Ohr. Das gibt eine erste Vorstellung davon, was Menschen mit chronischen Ohrgeräuschen durchmachen. Bei ihnen sind die Geräusche viel stärker, Tag und Nacht vorhanden und werden als Kreischen, Brummen, Rasseln oder Schnarren wahrgenommen.

Ein Hörsturz ist ein möglicher Auslöser der Krankheit. Oft läßt sich die Ursache aber nicht feststellen. Dann werden Durchblutungsstörungen im Innenohr vermutet. Innerhalb eines halben Jahres nach Auftreten der Geräusche, so sagen Experten, läßt sich der Tinnitus medizinisch erfolgreich behandeln, etwa durch Infusionen.

Danach hilft normalerweise nichts mehr. Auch mit Akupunktur sind die Ergebnisse mager. In Einzelfällen ist es aber doch gelungen, die Geräusche durch Akupunktur immerhin zu reduzieren. Der Patient sollte es auf jeden Fall mit Akupunktur versuchen, sich allerdings keine zu großen Hoffnungen machen, damit er einen möglichen Fehlschlag besser verkraftet. Die Behandlung braucht längere Zeit.

Oft unbefriedigende Ergebnisse. Weil die Schulmedizin aber keinerlei Alternative hat, soll auf jeden Fall ein Versuch unternommen werden.

Schwindel

Hierbei muß der Arzt zunächst genau unterscheiden, ob die Ursache des Schwindels eine Ohrerkrankung ist oder ob sich keine Befunde am Innenohr zeigen. Im zweiten Fall wird vielen Patienten vor allem dann schwindelig, wenn sie den Blick starr nach oben richten.

Die Diagnose ist unklar, mit Akupunktur läßt sich diese Form des Schwindels jedoch gut therapieren. Ein Punkt unterhalb des Bauchnabels wird stimuliert, der Schwindel geht meist während der ersten Behandlung spontan zurück.

Oft läßt sich bei diesem Symptom jedoch eine Verbindung zum Innenohr herstellen. Durchblutungsstörungen in dem Bereich lösen das Schwindelgefühl aus, häufig verbunden mit Brechreiz, Ohrgeräuschen und leichter Taubheit. Dieses Krankheitsbild wird Menièr'sche Erkrankung genannt.

Es ähnelt in manchem dem Tinnitus, läßt sich mit Akupunktur aber besser behandeln. Die Ohrgeräusche sind meistens nicht so quälend. Bisweilen läßt sich die Erkrankung auf eine seelische Disharmonie oder auf Streß zurückführen. Dann bringt Akupunktur die besten Resultate, weil sie die Ursache beeinflussen kann. Zudem verbessert sie die Durchblutung im Innenohr.

▓ Schwankende Wirksamkeit; Ergebnisse oft befriedigend, in Einzelfällen sehr gut.

Schwerhörigkeit

Gegen die Alters-Schwerhörigkeit hilft Akupunktur so wenig wie jede andere kurative Maßnahme. Bei schwerhörigen Kindern hat es zumindest kurzzeitige Erfolge gegeben. Eine Langzeitwirkung konnte jedoch nicht nachgewiesen werden, so daß Akupunktur gegen Schwerhörigkeit heute kaum mehr zum Einsatz kommt.

▓ Keine oder nur geringe Wirkung.

Mittelohrentzündung

Vor allem bei Kindern läßt sich eine akute Mittelohrentzündung nach Aussage einiger Therapeuten gut behandeln, weil sie die Schleimhäute abschwellen läßt und somit den Sekretabfluß fördert.

Empfohlen wird aber auch, die Erreger mit Medikamenten direkt anzugehen. Akupunktur ist bei einer akuten Infektion als Begleittherapie sicherlich sinnvoll, weil sie die Schmerzen deutlich lindert.

Anders ist es bei einer chronischen Mittelohrentzündung. Wenn Antibiotika sich zunehmend vergeblich mühen, kann mit Akupunktur die Basis für eine dauerhafte Heilung geschaffen werden. Zehn bis zwanzig Sitzungen sind dazu meistens notwendig. Sie versetzt den Organismus schonend in die Lage, sich gegen die Erreger effektiv zu wehren. Das erreicht sie durch Steigerung der Immunkräfte, durch Auschüttung entzündungshemmender Substanzen und ihre abschwellende und die Durchblutung anregende Wirkung.

Bei akuter Entzündung als begleitende Therapie zu empfehlen. Gute bis befriedigende Langzeiterfolge bei chronischer Mittelohrentzündung.

Verlust des Geruchssinns

Können die Ärzte für diese Störung keine Ursache finden und nicht mit konventionellen Methoden therapieren, lohnt sich mitunter der Einsatz von Akupunktur. Das Problem dabei: Mit dieser seltenen Störung wird kaum mal ein Akupunkteur konfrontiert. Es fehlt also an der Erfahrung, dieses Krankheitsbild gezielt zu akupunktieren. Deshalb muß der Patient auch einem versierten Therapeuten die Zeit geben, sich mit dem Problem vertraut zu machen.

Diese Geduld dürfte aber nicht allzu schwer aufzubringen sein, denn auch die Schulmedizin steht einer solchen Störung meist ratlos gegenüber.

Die Behandlung ist schwierig, weil kaum Erfahrungen vorliegen. Trotzdem ist ein Versuch empfehlenswert, wenn andere Methoden versagt haben.

Augenerkrankungen

Grundsätzlich gehören Augenerkrankungen in den Kompetenzbereich eines Augenarztes und nicht eines Akupunkteurs. Speziell bei fortschreitenden Augenkrankheiten wie dem grünen und grauen Star wäre es leichtsinnig und unverantwortlich, eine Behandlung zunächst mit Akupunktur zu versuchen. Es gibt aber durchaus Erkrankungen am Auge, für die sich Akupunktur als ergänzende Therapie eignet. Dafür sollte sich der Patient allerdings einen sehr erfahrenen Akupunkteur suchen, der auf diesem Gebiet Kenntnisse vorweisen kann. Darüber hinaus lassen sich einige wenige Störungen mit Akupunktur beheben, die auch der Augenarzt nur mit ungewissen Aussichten behandeln kann. Dazu gehört die chronische Bindehautentzündung.

Chronische Bindehautentzündung

Sie ist eine der häufigsten Augenkrankheiten und wird durch Kälte und Zugluft immer wieder ausgelöst. Wer täglich viele Stunden am Bildschirm arbeitet, bekommt ebenfalls leicht eine chronische Bindehautreizung, die irgendwann in eine Entzündung übergeht.

Die Behandlungsmöglichkeiten mit Akupunktur hängen davon ab, ob die Entzündung von Krankheitserregern herrührt oder primär durch die obengenannten Reize verursacht worden ist. Von einer Entzündung, die immer wieder durch eindringende Krankheitskeime aufflackert, sollte der Akupunkteur besser die Finger lassen. Ansonsten hat er gute Chancen, die Reizung bzw. Entzündung mit seinen Mitteln auf Dauer wegzubekommen.

Das geht allerdings nicht von heute auf morgen. Je länger die Reizung besteht, um so länger dauert die Heilung. An die 15 Sitzungen müssen einkalkuliert werden. Wenn die Ursache der Erkrankung klar ist, zum Beispiel Zugluft am Arbeitsplatz, muß der Patient den Auslöser in Zukunft natürlich meiden. Die Behandlung mit Akupunktur sollte außerdem ein Augenarzt überwachen. So lassen sich eventuelle, vom Akupunkteur nicht erkannte Veränderungen und Verschlechterungen rechtzeitig erkennen.

Grüner Star (Glaukom)

Beim Glaukom ist der Augeninnendruck erhöht. Das Kammerwasser kann nicht abfließen und drückt unter anderem auf den Sehnerv. Die Erkrankung verläuft schleichend und ist gerade deshalb so gefährlich. Sie zerstört mit der Zeit den Sehnerv und führt zur Erblindung. Nicht immer haben die Betroffenen Schmerzen, oft erst in einem späteren Stadium. Dann entsteht ein dumpfer Druck meist hinter dem Auge, Sehstörungen stellen sich ein.

Mit Akupunktur allein darf ein Glaukom niemals behandelt werden. Die Erfolge mit Akupunktur sind beim grünen Star kurzfristiger Art. Die Nadelung bringt schnell eine Absenkung des Augeninnendrucks. Nach ein paar Stunden steigt er aber wieder an.

Ratsam ist daher, eine Behandlung mit Akupunktur nur unter Aufsicht eines Augenarztes durchzuführen, der seinerseits mit wirksamen Medikamenten den Augeninnendruck senken kann.

Nur als Begleittherapie geeignet, weil die Behandlungserfolge nicht lange anhalten.

Grauer Star

Eine Linsentrübung, wie sie beim grauen Star auftritt, läßt sich mit Akupunktur nicht behandeln. Hier hilft nur eine Operation.

Entzündung der Sehnerven

Für die Behandlung dieser eher seltenen Erkrankung empfiehlt sich die gleiche Vorgehensweise wie beim grünen Star. Eine Akupunktur ist sinnvoll, wenn sie ein auf diesem Gebiet erfahrener Therapeut ausführt. Aber sie muß stets unter Kontrolle eines Augenarztes stattfinden.

Ob Akupunktur hier nur die Schmerzen lindert oder direkt gegen die Entzündung wirkt, läßt sich kaum bestimmen. Denn der Augenarzt wird gleichzeitig Medikamente gegen die Entzündung verschreiben. Obwohl schon nach ein bis zwei Sitzungen der Schmerz deutlich abnehmen kann, dauert die Behandlung länger. Bis zu 12 Sitzungen müssen einkalkuliert werden.

▌Nur als Begleittherapie zu empfehlen. Effektiv lediglich zur Schmerzbehandlung, direkte Wirkung nicht nachgewiesen.

Netzhautentzündung

Wie das Glaukom entwickelt sich eine Netzhautentzündung oft langsam, über Jahre. Gelegentlich setzt sie bereits in der Kindheit ein. Zunächst haben die Betroffenen Schwierigkeiten, in der Dämmerung und bei Nacht gut zu sehen. Im fortgeschrittenen Stadium wird das Gesichtsfeld immer kleiner. Am Ende steht totale Erblindung.

Weil mit konventionellen Mitteln gegen diese Erkrankung kaum etwas auszurichten ist, sollte ein Versuch mit Akupunktur unternommen werden. Die Chinesen melden gute Erfolge, bei uns im Westen fehlt den meisten Akupunkteuren allerdings die Erfahrung mit dieser Krankheit.

Wichtig ist, mit der Behandlung möglichst früh zu beginnen. Dabei wird empfohlen, während einer ersten Behandlungsserie jeden Tag zu akupunktieren, zwölf Tage lang. Ein Augenarzt sollte die Therapie überwachen.

▌Schwankende Resultate. Ein Versuch könnte sich lohnen, zumal die Schulmedizin hier kaum Alternativen bietet.

Nieren- und Blasenerkrankungen

Akute Blasenentzündung

Vor allem Frauen bekommen leicht eine Blasenentzündung, wenn sie sich verkühlt haben. Wie alle akut entzündlichen, von Bakterien oder Viren ausgelösten Störungen gehört die Blasenentzündung zunächst in fachärztliche Behandlung. Verläuft sie eher leicht, genügt meist ein Blasentee, um sie auszuheilen. In schwereren Fällen verordnet der Arzt ein Antibiotikum.

Eine Akupunktur-Behandlung ist bei dieser akuten Form nur in Kombination mit den oben geschilderten Therapien zu empfehlen. Es gibt bestimmte Akupunktur-Punkte am Fuß und am Rücken, die nach altchinesischer Lesart den Yang-Überfluß in der Blase abführen. Die traditionelle Akupunktur sieht eine Überaktivität bzw. Übererregung der Blase als Krankheitsursache an.

Physiologisch wirkt Akupunktur so, daß sie die brennenden Schmerzen bekämpft und die Unterleibs-Muskulatur entkrampft. Wichtig für die Patientin: Sie muß sich während der Krankheit unbedingt schonen und Kälte und Zugluft vermeiden.

Als Begleittherapie geeignet, in Verbindung mit Medikamenten.

Chronische Blasenentzündung

Nicht selten wird eine akute Blasenentzündung chronisch. Das bedeutet, bei jedem kühlen Luftzug flackert die Entzündung wieder auf. Weil der Arzt aber nicht dauernd Antibiotika dagegen einsetzen kann und Blasentees nicht mehr wirksam sind, sollte in diesem Fall unbedingt ein Versuch mit Akupunktur gemacht werden.

Die Behandlung erfordert im Normalfall längere Zeit, oft mehr als zehn Sitzungen. Sie zeigt Erfolge, weil sie die Grundkonstitution der Patientin steigert. Akupunktur fördert bekanntlich die Abwehrkräfte, was den Körper mit der Zeit dazu bringt, mit der Entzündung allein fertig zu werden. Das erreicht sie auch durch eine Verbesserung der Durchblutung in den erkrankten Bereichen und durch die Ausschüttung körpereigener entzündungshemmender Substanzen.

Eine chronische Blasenentzündung darf auf keinen Fall verschleppt werden, weil die Erreger sonst weiterwandern und eine Nierenbeckenentzündung auslösen können, bis hin zum Nierenversagen.

Befriedigende bis gute Erfolge; die Behandlung braucht längere Zeit. Empfehlenswert ist die ständige Kontrolle durch einen Facharzt.

Nierenbecken-Entzündung

Sie ist oft, wie oben erwähnt, die Folge einer verschleppten Blasenentzündung und eine sehr ernste Erkrankung, die unbedingt von einem Facharzt zu behandeln ist. Erst bei chronischem Verlauf, wenn die schulmedizinischen Mittel nicht mehr so recht anschlagen wollen, kann Akupunktur zur Unterstützung der Abwehrkräfte angewendet werden.

Die Therapie braucht in der Regel noch länger als bei einer chronischen Blasenentzündung und darf lediglich als Begleittherapie eingesetzt werden. Beim Facharzt sollten weiterhin die Fäden zusammenlaufen, weil auch Nierensteine vorhanden sein können, gegen die mit Akupunktur nun wirklich nichts zu machen ist.

Auch bei dieser Erkrankung kann die Patientin selbst einiges tun, indem sie ihre Körperkräfte schont, sich warm hält und – das empfehlen die Chinesen – Angstsituationen meidet. Denn diese wiederum lassen die Füße kalt werden („Kalte Füße" ist auch in unserem Sprachgebrauch ein Sinnbild für: Angst). Und kalte Füße schwächen die Immunabwehr.

Eine akute Nierenbecken-Entzündung nur vom Facharzt behandeln lassen. Bei chronischem Verlauf ist eine unterstützende Therapie mit Akupunktur manchmal hilfreich.

Bettnässen bei Kindern

Erst wenn Kinder nach dem vierten Lebensjahr noch ins Bett machen, sehen Therapeuten das als ernstzunehmende Störung an. Gelegentlich liegt das Einnässen an einer organischen Fehlfunktion. Meistens stecken aber seelische Konflikte der Kinder dahinter, zum Beispiel latente Eifersucht auf ein jüngeres Geschwisterchen. Auch Angst kann plötzlich schweres Bettnässen auslösen, selbst bei älteren Kindern, die nie zuvor Bettnässer gewesen sind.

Akupunktur hat hier bei einzelnen Kindern sehr gute Ergebnisse gebracht. In diesen Fällen genügte oft eine einzige Behandlung. Der beruhigende und ausgleichende Effekt der Akupunktur spielt bei dieser Störung die Hauptrolle. Bei anderen Kindern hat sie allerdings keine eindeutigen Erfolge verzeichnen können. Trotzdem sollte man immer einen Versuch wagen, denn andere – psychotherapeutische – Methoden brauchen viel länger und haben auch nicht immer den gewünschten Erfolg.

▨ In Einzelfällen sehr gute Resultate.

Schlaflosigkeit

Für den Wiener Akupunkteur Professor Bischko ist Schlaflosigkeit keine Diagnose, sondern die Beschreibung eines Zustandes. Sie muß demnach kein Symptom für eine grundlegendere Störung sein, sondern kann sich durch normale Umstellungen im Organismus und in den Lebensgewohnheiten entwickelt haben. Die Schlaflosigkeit bei alten Menschen zum Beispiel ist so ein Fall. Sie brauchen weniger Schlaf, legen sich aber trotzdem abends um neun oder zehn ins Bett und stehen morgens um sieben auf. Dann haben sie mindestens neun Stunden im Bett gelegen – so viel Schlaf braucht kein älterer Mensch. Es ist also ganz natürlich, wenn auch langweilig und nervtötend, daß solche Menschen nachts stundenlang wach liegen.

Darüber hinaus täuscht viele, die sich schlaflos wähnen, ihr subjektives Empfinden. Sie glauben, die ganze Nacht hätten sie wachgelegen. Sie sind, wie Schlaflabors das genau aufzeichnen können, tatsächlich immer wieder mal wach gewesen. Aber dazwischen haben sie fest geschlafen.

Trotzdem, auch das ist nicht zu bestreiten, fühlen sich solch „schlaflose" Menschen am nächsten Morgen wie gerädert. Ihr Schlaf war zu oft unterbrochen gewesen. Als erstes sollte ein Arzt deshalb klären, ob bei einem Patienten, der über schlechten Schlaf klagt, eine Krankheit die Ursache ist. Das können Stoffwechselstörungen sein, etwa an der Schilddrüse. Manchmal verbirgt sich hinter der Schlaflosigkeit auch eine Depression. Oft spielen seelische Spannungen wie Familienkonflikte hinein, aber das wissen die Patienten dann meist selber.

Auch für den Akupunkteur ist es wichtig, vor der Behandlung möglichst genau die Ursache einzukreisen. Demgemäß muß er die Punkte wählen. Grundsätzlich hilft Akupunktur bei Schlaflosigkeit gut. Ist eine konkrete Ursache nicht bekannt, werden allgemein beruhigend wirkende Akupunkturpunkte gestochen. Dazu gibt es Punkte hinter den Ohren, welche die Tiefe des Schlafes beeinflussen.

Weil Akupunktur fähig ist, auch leichtere psychische Notlagen durch ihre sanft ausgleichenden Reize zu lindern, wirkt sie nicht unbedingt direkt gegen Schlaflosigkeit – sie schafft die Voraussetzungen dazu. Sind tiefere Ursachen bekannt, kann ein Akupunkteur auch dagegen angehen. Das gilt besonders für hormonelle Störungen in den Wechseljahren. Auch eine überaktive Schilddrüse läßt sich gelegentlich und bei entsprechender Erfahrung so regulieren, daß der Patient wieder besser durchschlafen kann.

Etwas schwieriger wird die Behandlung mit Akupunktur, wenn der Patient jahrelang Schlafmittel genommen hat. Vor allem die stärkeren Mittel führen auf Dauer zu einer Veränderung des Schlafmusters, machen außerdem abhängig. Die psychische Abhängigkeit wirkt dabei schwerer als die körperliche. Der gewohnte abendliche Griff zur Tablette, der für manche

Patienten zum Einschlafritual gehört, muß ihnen erst mal abge-
wöhnt werden.

Dazu gehört viel Geduld. Nach jahrelangem Tabletten-Miß-
brauch dauert es oft einige Wochen, bis sich mit Akupunktur
die ersten Erfolge einstellen. Doch schon nach den ersten Sitzungen empfinden viele Patienten die nächtlichen Wachphasen
als weniger quälend. Sie sind ruhiger geworden, gelassener –
und schlummern gerade deswegen leichter ein.

Wer Schlaftabletten nimmt, muß sie im übrigen nicht gleich
weglassen, wenn er mit der Akupunktur-Behandlung anfängt.
Er kann sie langsam reduzieren. Bei jemandem, der es schafft,
die Mittel von einem Tag auf den anderen nicht mehr zu nehmen, wird Akupunktur möglicherweise besser wirken, weil der
Organismus dann sensibler reagiert.

Gute, auch langfristige Heilerfolge. Vor der Behandlung
mögliche Ursachen klären lassen.

Schmerzbehandlung

Normalerweise ist Schmerz ein Symptom für eine Störung im
Organismus, also nicht die Krankheit selbst. Deshalb haben
Schmerzen auch nicht den Zweck, uns das Leben zu vergällen,
sondern sie möchten auf etwas hinweisen. In der Fachsprache
heißen solche Schmerzen „Signalschmerzen". Ihre Behandlung erfolgt im Zusammenhang mit der jeweiligen Erkrankung, von der sie ausgehen.

In diesem Kapitel soll es aber um Schmerzen gehen, die ent-
weder keine bekannte Ursache haben oder deren Ursache nicht
mehr zu beheben ist. In solchen Fällen ist der Schmerz kein
Signalschmerz mehr. Er wird selbst zu einer behandlungsbe-
dürftigen Störung.

Die Schulmedizin hat gegen Schmerzen wirkungsvolle
Medikamente entwickelt. Diese Mittel haben aber oft Neben-

wirkungen. Vor allem dann, wenn sie, wie bei chronischen Schmerzen üblich, für längere Zeit eingenommen werden, oft für den Rest des Lebens.

Akupunktur ist ebenfalls ein hochwirksames „Schmerzmittel" – jedoch ohne Nebenwirkungen. Deshalb sollte man sie bei vielen Schmerzerkrankungen den chemischen Mitteln vorziehen. Sie hat darüber hinaus in vielen Fällen einen Langzeiteffekt, gelegentlich verschwindet ein Schmerz sogar für immer. Welches Medikament könnte da mithalten? Ein routinierter Akupunkteur ist in der Lage, auf verschiedenen Wegen Schmerzen zu bekämpfen. Die einzelnen Techniken wurden schon genannt, auch die physiologische Wirkung der Akupunktur auf die Schmerzzentren.

Bevor sich ein Patient gegen Schmerzen akupunktieren läßt, muß die Ursache zweifelsfrei geklärt sein. Sonst wird möglicherweise ein Signalschmerz blockiert, der einem Arzt Hinweise auf eine Erkrankung geben könnte. Deshalb gilt bei auftretenden ungeklärten Schmerzen die Faustregel: Niemals zur Selbsthilfe greifen, etwa mit freiverkäuflichen Schmerzmitteln. Und niemals auf die Schnelle einen solchen Schmerz wegnadeln lassen, um zum Beispiel in den Ferien keinen Tag an Urlaubsfreude zu versäumen.

Phantomschmerzen nach Amputationen

Wie der Name sagt, treten solche Schmerzen in Gliedmaßen auf, die amputiert sind, also gar nicht mehr existieren. Rund zehn Prozent aller amputierten Menschen haben Phantomschmerzen, die sie oft bis an ihr Lebensende begleiten. Zuweilen treten die Beschwerden auch nur bei bestimmten Wetterlagen auf, ihr Schweregrad ist sehr unterschiedlich.

Wie ein solcher Phantomschmerz zustande kommt, ist völlig unklar. Tritt er gelegentlich auf oder erst seit kurzem, läßt sich der Schmerz mit Akupunktur gut behandeln. Dabei blockiert sie die schmerzleitenden Nerven und hebt zugleich die Schmerzschwelle im Hirnstamm an. Bei jahrelang bestehenden Phantomschmerzen sind die Erfolge weniger gut. Auch dauert die Therapie länger. Eventuell läßt sich Akupunktur in schweren Fällen mit einer medikamentösen Schmerztherapie verbinden, oder die Dosierung der Mittel kann mit einer unterstützenden Akupunktur-Behandlung reduziert werden.

▌ Gute Ergebnisse bei gelegentlichem bzw. erst seit kurzem bestehendem Phantomschmerz.

Schmerzen im Stumpf

Sie treten im Stumpf selber auf, also in dem nicht abgetrennten Teil des Gliedes; sie sind nicht mit Phantomschmerzen gleichzusetzen. Stumpfschmerzen fühlen sich dumpf und brennend an, bei Belastung des Stumpfes auch scharf und stechend. Typisch ist für den Stumpfschmerz zudem, daß er vor einem Wetterwechsel auftritt.

Die Schmerzbehandlung mit Akupunktur verläuft in etwa so wie beim Phantomschmerz. Auch die Heilungsaussichten sind vergleichbar. Eventuell kann man zusätzlich eine sogenannte Narbenentstörung versuchen. Die durchtrennten Nerven und Meridiane sollen bei dieser Alternativ-Methode mit verschiedenen Techniken („freispritzen"; elektrische Entstörung; Salben) wieder leitfähig gemacht werden können.

▌ Gute Erfolge; insbesondere dann, wenn die Schmerzen noch nicht jahrelang bestehen.

Schmerzen durch Nervenreizung

Zu enge Hosen („Jeanskrankheit") können mit der Zeit darunter liegende Nerven chronisch reizen oder einklemmen. Es entsteht ein taubes Gefühl in der Gegend der Oberschenkel, Schmerzen können bis in den Unterbauch ausstrahlen. Mit konventionellen Mitteln läßt sich die Nervenreizung nicht gut behandeln, es sei denn mit einer Operation.

Die Erfolgsaussichten mit Akupunktur sind schwankend. Ein Versuch sollte aber unternommen werden, wenn andere Methoden nicht geholfen haben.

▌ Im Einzelfall gute Ergebnisse, Erfolgsaussichten insgesamt schwankend.

Sudeck'sche Krankheit

Meist durch einen Knochenbruch in der Nähe eines Hand- oder Fußgelenks entstehen chronische Schmerzen und Schwellungen im betroffenen Gebiet. Die Blutversorgung läßt nach, was in der Folge zu einer lokalen Entkalkung der Knochen führt. Ursache ist wahrscheinlich eine Störung des vegetativen Nervensystems.

Wird die Krankheit bei einem Knochenbruch nicht erkannt und ein Gipsverband angelegt, schreitet die Entkalkung entsprechend schneller fort, weil der Verband die Durchblutung behindert. Knochenbrüche sollten bei Patienten mit dieser Krankheit daher möglichst nicht eingegipst werden.

Akupunktur wirkt hier im allgemeinen gut. Sie ist in der Lage, die Fehlsteuerung der vegetativen Nerven zu korrigieren. Die Durchblutung an der Bruchstelle wird angeregt, die Beweglichkeit des Gelenks verbessert. Die Therapie ist allerdings langwierig. Entsprechende Medikamente fördern die Heilung.

▌ Meist gute Erfolge; die Behandlung ist allerdings recht langwierig.

Krebsschmerzen

Starke Schmerzen entstehen bei Krebserkrankungen fast immer erst in einem weit fortgeschrittenen Stadium. Dabei hängt es wiederum von der Art und Lage des bzw. der Krebsherde ab, wie stark die Schmerzen sind. Eine allgemeingültige Bewertung der Behandlungsmöglichkeiten mit Akupunktur läßt sich deshalb nicht treffen.

Grundsätzlich sollte die Schmerztherapie dem behandelnden Arzt überlassen werden. Es gibt heute Medikamente, die den Schmerz sehr gut stillen können. Gegen starke Krebsschmerzen ist Akupunktur in den meisten Fällen ohnehin machtlos. Doch mag im Einzelfall ein Versuch angebracht sein, zum Beispiel auch gegen die Schmerzen nach einer Operation. Dann könnte es möglich sein, mit Hilfe der Akupunktur die Menge der Schmerzmittel zu drosseln. Ob dies überhaupt sinnvoll ist, hängt vom Zustand des Patienten – und seiner Entscheidung – ab.

Nach Bestrahlung und Chemotherapie soll Akupunktur grundsätzlich nicht eingesetzt werden.

Gegen starke Krebsschmerzen kann Akupunktur in der Regel nichts ausrichten. Trotzdem mag in Einzelfällen die Wirkung so sein, daß die Schmerzmittel niedriger dosiert werden können.

Trigeminus-Neuralgie

Sie gehört zu den schmerzhaftesten Erkrankungen überhaupt. Wie die Krankheit entsteht, ist ungeklärt. Verantwortlich ist der Trigeminus-Nerv. Das ist ein sogenannter Hirnnerv, der direkt aus dem Hirn tritt und mit seinen Ästen vom Ohr in den Unterkiefer ausstrahlt. Die Schmerzen treten häufig blitzartig auf und sind so stark, daß es die Patienten buchstäblich umwirft. Ein Windzug an der Wange kann genügen, um einen Anfall auszulösen. Die Patienten können meist nicht einmal Schmerzmittel bei diesen Attacken einnehmen (außer die Mittel werden gespritzt), weil jede Schluckbewegung den Anfall noch schlimmer macht.

Es gibt auch chronische Formen mit Dauerschmerz, die ebenso unerträglich verlaufen können. Die Schulmedizin behilft sich, mangels ursächlicher Therapiemöglichkeiten, mit starken Schmerzmitteln, welche die Beschwerden aber nur geringfügig zurückdrängen können.

Weit besser sind die Behandlungsmöglichkeiten mit Akupunktur, und es ist unverständlich, daß immer noch nur wenige Patienten mit diesem Symptom damit behandelt werden. Akupunktur ist hier das Mittel der ersten Wahl. Sie ist nicht immer fähig, die Schmerzen ganz und für alle Zeit auszuschalten; aber den weitaus meisten Patienten bringt sie doch eine solch große Erleichterung, daß sie wieder fast normal leben können.

Vorsichtig müssen die Kranken bleiben bei allen äußeren Reizen wie Kälte und Wind. Oft ist eine Wiederholung der Therapie nach einigen Monaten nötig. Am besten wirkt Akupunktur, wenn die Trigeminus-Neuralgie noch nicht so lange besteht. Oft wird zunächst die nicht erkrankte Gesichtshälfte genadelt, später wechselt der Therapeut auf die erkrankte Seite. Die Behandlung braucht bis zur Heilung oder konstanten Beschwerdefreiheit bis zu 30 Sitzungen und mehr. Ein spürbarer Erfolg tritt oft erst nach mehreren Sitzungen ein.

Gute bis sehr gute Erfolge, in Einzelfällen auch Heilung möglich. Weil die Schulmedizin nur Schmerzmittel geben kann und diese mit schwacher Wirkung, ist Akupunktur bei der Trigeminus-Neuralgie das Mittel der ersten Wahl.

Suchtbehandlung

Immer wieder tauchen in der Presse Sensationsartikel auf, die von quasi mühelosen Erfolgen der Akupunktur in der Suchtbehandlung berichten. Speziell im Umfeld der schädlichen Gewohnheiten und der echten Suchterkrankungen werden Einzelerfolge durch alternative Verfahren gern hochgejubelt. Das ist bei der Akupunktur nicht anders.

Akupunktur ist eine wirksame Waffe gegen Süchte aller Art. Aber auch sie braucht zum Erfolg den guten Willen des Patienten. Wer zum Beispiel das Rauchen im Grunde gar nicht aufgeben will, wird mit Akupunktur nicht davon loskommen. Wer sich nach einer Diätbehandlung das Essen wieder so richtig schmecken läßt und dabei alle Ernährungstips in den Wind schlägt, wird bald sein altes Gewicht zurückhaben.

Vor der Behandlung gleich welcher Sucht muß also der feste Wille stehen, in Zukunft wirklich von seinem Suchtmittel zu lassen. Dann bieten sich mit Akupunktur gute Möglichkeiten, dies auch zu schaffen. Ihre Wirkung ist bei allen Suchtformen im Prinzip gleich. Der Akupunkteur wird Punkte wählen, die den Hunger nach dem Suchtstoff stoppen. Darüber hinaus lassen sich durch Akupunktur die körperlichen und psychischen Entzugserscheinungen stark reduzieren. Das ist aber auch eine Frage des Suchtmittels. Mehr dazu bei den einzelnen Beschreibungen.

Raucherentwöhnung

Beim Rauchen stellen sich zwei Probleme: Das erste, der Nikotinhunger mit den damit verbundenen Entzugssymptomen, läßt sich durch Akupunktur stoppen. Das zweite Problem kann nur der Ex-Raucher selbst in den Griff kriegen. Das sind die vielen Gelegenheiten, sich wie früher eine Zigarette anzuzünden. Nun aber fehlt ihm etwas: sein Spielzeug in der Hand; seine Verlegenheits-Zigarette, um Zeit zu gewinnen, seine Langeweile-Zigarette an der Bushaltestelle. Viele kaufen sich statt dessen eine Großpackung Lutscher – keine schlechte Idee.

Eine Raucherentwöhnung mit Akupunktur geht verhältnismäßig einfach und schnell vor sich. Manche Akupunkteure setzen Dauernadeln im Ohr. Andere kombinieren die Ohr-Akupunktur mit allgemein beruhigenden Punkten am Körper. Bei der Ohr-Akupunktur mit Dauernadeln reicht oft eine Sitzung. Nach ein paar Tagen oder ein bis zwei Wochen wird die Nadel entfernt. Andere Therapeuten bitten die Patienten während einer Woche Behandlung dreimal zu sich.

Der Erfolg läßt sich bereits darin erkennen, daß dem Patienten der Gedanke an eine Zigarette unangenehm ist. Steckt er sich dennoch eine an, schmeckt sie ihm nicht. Manchem wird sogar übel davon. Das sind klare Anzeichen, daß die Therapie wirkt. Die Erfolgsrate bei der Raucherentwöhnung liegt erfahrungsgemäß bei über 70 Prozent.

▓ Gute Erfolgsaussichten bei motivierten Patienten.

Alkohol-Entwöhnung

Der Erfolg einer Akupunktur-Therapie hängt beim Alkoholismus auch von den folgenden Faktoren ab:

- Wie stark ist tatsächlich die psychische Abhängigkeit vom Alkohol? Es gibt Alkoholiker, die in ihre Sucht mehr und mehr hineingerutscht sind, aber durchaus noch andere Interessen haben. Und es gibt schwere Problemtrinker, für die der Alkohol zum Lebensinhalt geworden ist.
- In welchem sozialen Umfeld lebt der Patient? Bekommt er Hilfe von Verwandten und Bekannten – oder ist er auf sich allein gestellt? Geht er (noch) einem Beruf nach? Oder hat er sich schon länger völlig treiben lassen?
- Ist der Kranke zusätzlich und freiwillig in psychotherapeutischer Behandlung?
- Wie lange ist er schon abhängig vom Alkohol?

Beim Alkohol-Entzug kann und darf Akupunktur nie das einzige Mittel sein. Sie ist wohl in der Lage, die Sucht und auch die Entzugserscheinungen zu dämpfen. Das nützt aber nichts, wenn die Hintergründe der Sucht nicht therapeutisch aufgearbeitet werden. Akupunktur, so hilfreich sie in der Unterdrückung der körperlichen Symptome sein kann, ist deshalb nur als Einstiegstherapie in den Ausstieg anzusehen. Die Hauptarbeit, insbesondere bei langjährigen Alkoholikern, liegt an anderer Stelle.

Der Therapeut setzt Ohr- und Körpernadeln. Die Behandlung dauert wenige Wochen bis einige Monate.

▓ Schwankende Resultate. Wie bei allen Suchttherapien ist die Rückfallquote hoch.

Tabletten und Rauschgift

Tabletten-Abhängige rutschen auf der sozialen Leiter meist weniger schnell ab als Rauschgiftsüchtige. Sie leben oft unauffällig und „normal", gehen einem Beruf nach; oft merkt selbst der Lebenspartner von der Abhängigkeit nichts. Diese Unauffälligkeit hat den Nachteil, daß die Abhängigen sich ihrer Sucht sehr spät so richtig bewußt werden. Schließlich bekommen sie ihre Tabletten ja sogar vom Arzt verschrieben, was den Mißbrauch zunächst legitim erscheinen läßt. Andererseits stimmt bei ihnen das soziale Umfeld häufig noch. Das erleichtert die Therapie, weil die Kranken einen gewissen Halt haben.

Der Entzug mit Akupunktur dauert rund drei Wochen. Auch hier wird, je nach Wirkstoff und Medikament, der körperliche bzw. psychische Suchtdruck gedämpft. Ein Arzt sollte die Behandlung überwachen, um bei den mitunter gefährlichen körperlichen Auswirkungen des Entzugs notfalls eingreifen zu können. Am besten wird die Behandlung stationär durchgeführt, ambulant ist sie aber auch möglich.

Dagegen gehören schwer Rauschgift-Abhängige zu Beginn der Therapie immer in eine stationäre Behandlung. Das hat den Vorteil, daß sie auf diese Weise rundum betreut werden können: psychotherapeutisch und gesundheitlich. Wird in der Klinik Akupunktur angeboten, ist das ideal. Sonst gibt es vielleicht die Möglichkeit, außerhalb einen Akupunkteur zu finden, der sich in der Behandlung von Suchtkrankheiten auskennt. Die Akupunktur mit Ohrnadeln dagegen kann auch ein Arzt in einer Suchtklinik leicht erlernen und bei seinen Patienten wirkungsvoll einsetzen.

Akzeptable Ergebnisse nur bei starker Motivation der Patienten und nur im Zusammenhang mit weiteren Maßnahmen.

Schlankwerden mit Akupunktur

Voraussetzung für den Erfolg ist, daß die Patienten nicht an einer schweren Stoffwechsel-Störung leiden, die ein Grund für hohes Gewicht sein kann. Auch in diesen Fällen läßt sich mit Akupunktur möglicherweise etwas machen. Die Erfolgschancen sind dann aber stark eingeschränkt.

Die Behandlung der Eßsucht braucht ebenfalls eine ganz andere Vorgehensweise des Akupunkteurs. Sie ist praktisch immer mit tiefen psychischen Konflikten gekoppelt, gehört daher in erster Linie in die Betreuung durch einen Psychotherapeuten. Körperliche Entzugserscheinungen kennt sie nicht, die seelischen lassen sich mit Akupunktur lediglich oberflächlich eindämmen. Die Heißhunger-Attacken können mit Akupunktur also nur symptomatisch behandelt werden. An die tieferen Gründe kommt sie nicht heran.

Wer einfach zuviel und zu gern ißt oder auch von Natur aus kein „Hering" ist, kann mit Akupunktur gut abspecken. Natürlich muß er gleichzeitig seine Ernährungsgewohnheiten ändern. Ob er nun parallel eine spezielle Diät beginnen oder nur weniger und gesünder essen soll, ist eine Frage der Selbstdisziplin. Manche kommen mit klaren Diätvorschriften und Kalorientabellen besser zurecht.

Um den Appetit zu stoppen, setzt der Therapeut Dauernadeln im Ohr, oder er kombiniert sie mit Nadeln, die er zusätzlich am Körper setzt. Dauernadeln sind praktisch, weil man nur ein- oder zweimal zur Behandlung muß. Sie haben aber den Nachteil, daß sie nach einigen Tagen leicht herausfallen. Außerdem kann sich am Ohr eine Entzündung einnisten.

Der Effekt ist jedenfalls immer wieder verblüffend, egal wo der Therapeut die Nadeln anbringt. Unmittelbar nach dem Setzen der Nadeln bleibt das Hungergefühl weg. Die Patienten müssen sich in den nächsten Tagen manchmal sogar zwingen, etwas zu essen, weil sie überhaupt kein Bedürfnis danach haben.

Gute Kurzzeiterfolge; die Langzeit-Ergebnisse hängen von der Selbstdisziplin und einer grundlegenden Ernährungsumstellung ab.

Seelische und Geisteskrankheiten

Allgemeines

Wie in diesem Buch schon mehrfach angesprochen, zeigt Akupunktur bei schweren seelischen und psychischen Leiden keine nachhaltige Wirkung. Das betrifft tiefgehende Neurosen genauso wie Psychosen, Schizophrenie und echte Depressionen.

Diesen Kranken kann nur ein Psychotherapeut, Nervenarzt oder Psychiater helfen.

Etwas anderes ist es mit den depressiven Verstimmungen, die uns alle gelegentlich heimsuchen, aber nicht mit Depressionen im medizinischen Sinne zu verwechseln sind. Solche Stimmungsschwankungen lassen sich mit Akupunktur sehr wohl behandeln. Sie entfaltet hier ihren beruhigenden, angstlösenden Effekt, indem sie die Ausschüttung bestimmter dem Morphin verwandter Substanzen fördert. Keine Sorge, diese Wirkstoffe machen nicht abhängig, sie werden ja vom Körper selbst und nur in Maßen produziert. Dazu wirkt Akupunktur – auch dies wurde an anderer Stelle bereits beschrieben – harmonisierend auf das vegetative Nervensystem. Einerseits lassen sich so gezielt Organe beeinflussen. Darüber hinaus, vermuten die Forscher, gibt es „Schaltstellen", welche das vegetative System mit Hirnarealen verkoppeln, die unser Gefühlsleben lenken.

Akupunktur eignet sich daher im Prinzip als unterstützende Therapie auch bei echten Depressionen. Sie kann auch gegen Neurosen und Psychosen ausprobiert werden. Nur sind in diesen Fällen die Erfolge bescheiden. Oft zeigt Akupunktur überhaupt keine Wirkung. Wer es dennoch versucht, sollte vorsichtshalber einen Fehlschlag einkalkulieren.

Prüfungsangst

Bei manchen Leuten ist die Prüfungsangst so schlimm, daß sie vor solchen Herausforderungen regelmäßig Reißaus nehmen. Das fängt oft schon in der Schule an und zieht sich durch das halbe Berufsleben – mit fatalen Folgen für die Karriere. Das gleiche Phänomen ist bei Schauspielern als „Lampenfieber" bekannt. Auch hier gerät das Nervensystem mehr oder minder aus den Fugen, weil der Erwartungsdruck zu hoch ist.

Nun, mit Akupunktur lassen sich diese Ängste auf eine gesunde Schwelle senken. Wichtig ist, daß der Therapeut ein Mittelmaß zwischen totaler Entspannung und hoher Nervosität erzielt. Ist der Prüfling oder Schauspieler zu entspannt, wird er womöglich gleichgültig – auch gegenüber dem Ergebnis. Im Idealfall bleibt nach einer Akupunktur eine gewisse Grundspannung erhalten, aber die Angst ist weg. Meist genügt eine Sitzung, um den Kandidaten über die Runden zu bringen.

Besonders gut wirkt die Therapie bei Kindern, die Versagensängste in der Schule haben. Dabei muß auch der Hintergrund ausgeleuchtet werden. Schürt jemand diese Ängste? Sind Eltern oder Lehrer mitbeteiligt? Ist das Kind eventuell fachlich überfordert und braucht einen anderen Schultyp? Deshalb sollte Akupunktur hier im Verein mit solchen Überlegungen durchgeführt werden.

Die Kosten der Behandlung

Was die gesetzlichen Krankenkassen bezahlen

Der Gesetzgeber verpflichtet die Krankenkassen, die Behandlung mit Akupunktur unter bestimmten Voraussetzungen zumindest teilweise zu übernehmen. Die gesetzlichen Krankenkassen sind an diese Weisung in besonderem Maße gebunden. Sie dürfen die Behandlung nur dann bezahlen oder bezuschussen, wenn

- ein Arzt die Therapie durchführt. Leistungen von Heilpraktikern werden grundsätzlich nicht anerkannt;
- die Behandlung mit Akupunktur primär eine Schmerztherapie ist. Das ist zum Beispiel bei Migräne der Fall, aber nicht bei einer Bronchitis;
- mit den Methoden der Schulmedizin keine Heilung oder Linderung erreicht worden oder zu erwarten ist;
- ein unabhängiger Mediziner im Auftrag der Krankenkasse die Behandlung mit Akupunktur befürwortet;
- der Patient die Behandlung bei seiner Krankenkasse schriftlich beantragt.

Die Kostenübernahme sollte möglichst vor Behandlungsbeginn beantragt werden. Die Krankenkassen verlangen vom Akupunktur-Arzt darüber hinaus einen Diagnose- und Therapiebericht, der ebenfalls vor der Behandlung eingereicht werden sollte.

Die Entscheidung, ob die Kosten übernommen bzw. bezuschußt werden, kann Wochen brauchen, gelegentlich Monate. Deshalb rechtzeitig um die Unterlagen kümmern! Duldet der Krankheitsverlauf keinen Aufschub, werden die Kosten nachträglich erstattet, falls die Krankenkasse die Genehmigung erteilt hat. Dann muß der Patient je nach Abrechnungsmodus seines Arztes die Behandlungskosten allerdings vorschießen.

Der Patient sollte auch mit seinem Akupunkteur offen über die zu erwartenden Kosten sprechen. Im Durchschnitt betragen sie rund 100 Mark pro Sitzung. Darin nicht enthalten sind eventuelle Begleittherapien oder zusätzliche Diagnoseverfahren. Ob die Kosten – auch für solche Zusatzaufwendungen – ganz oder lediglich teilweise übernommen werden, hängt von der einzelnen gesetzlichen Krankenkasse ab. Die Allgemeinen Ortskrankenkassen (AOK) übernehmen die Behandlung voll, der Patient muß also nichts dazuzahlen. Andere Kassen, wie etwa die Barmer Ersatzkasse, zahlen rund die Hälfte der Behandlung. Die unterschiedliche Abrechnungspraxis erklärt sich daraus, daß es bislang keinen vom Gesetzgeber verbindlich vorgeschriebenen Leistungskatalog gibt, der die Übernahme der Akupunktur-Kosten im einzelnen regelt.

Noch ein Wort zur Kostenregelung bei Akupunktur-Therapien, die ursächlich keine Schmerztherapien sind: Wie gesagt, übernehmen die gesetzlichen Krankenkassen die Kosten dann in der Regel nicht. Diese Praxis widerspricht zumindest in Einzelfällen höchstrichterlichen Entscheidungen. Die Gerichte haben bereits vor Jahren entschieden, daß alternative Behandlungsformen von den Krankenkassen übernommen werden müssen, wenn schulmedizinische Methoden nachweislich erfolglos geblieben sind. Das betrifft grundsätzlich alle Erkrankungen und Beschwerden.

Deshalb sollten auch Patienten, die sich nicht gegen Schmerzen akupunktieren lassen wollen, einen Antrag bei ihrer Krankenkasse stellen. Manchmal lohnt es sich, hartnäckig zu sein. Gelegentlich, wenn eine Akupunktur-Therapie hohe Kosten verursacht, ist es sogar sinnvoll, einen Rechtsanwalt in die Verhandlungen mit der Krankenkasse einzubeziehen.

Um deswegen einen Prozeß mit der Krankenkasse zu führen, braucht ein Patient allerdings stichhaltige Belege und Gutachten. Diese sollten nachweisen können, daß sämtliche konventionellen Methoden ausgeschöpft sind, die Erkrankung

mithin nur durch alternative Behandlungsformen wie Akupunktur geheilt werden kann.

Einen solchen Beweis zu führen, ist nicht einfach. Im Zwei-
fel sollte es der Patient daher besser nicht auf einen Rechts-
streit ankommen lassen. In den Verhandlungen dezent mit
dieser Möglichkeit zu spielen hat aber so manchem Kranken
schon Türen geöffnet.

Was private Krankenkassen bezahlen

Auch die privaten Krankenkassen sind gesetzlich verpflichtet,
gewisse Mindestleistungen im Bereich der Alternativmedizin
zu erbringen. Die Kostenfrage hierbei auf einen Nenner zu
bringen, ist bei der Vielzahl an Tarifen jedoch unmöglich.

Wer privat krankenversichert ist, sollte erst einmal in seinen
Vertrag schauen und sich dann mit seiner Krankenkasse über
die Bezahlung verständigen.

Grundsätzlich läßt sich sagen: Vor der Kostenübernahme
steht auch hier der Antrag. Wer höhere Beiträge zahlt,
bekommt zudem für die Alternativmedizin ein besseres Lei-
stungspaket geschnürt als der Mindestzahler. Die privaten
Krankenkassen erstatten bisweilen auch die Behandlungskosten für einen Heilpraktiker.

Vor dem Wechsel in eine private Krankenversicherung sollte
der künftige Privatpatient ausfürliche Kosten- und Leistungs-
vergleiche anstellen. Die Verbraucherberatungen helfen dabei.
Sie werten auch die in den Medien erscheinenden Leistungs-
vergleiche zwischen den privaten Krankenkassen aus; und sie
können auf neutrale Fachleute und Institutionen hinweisen, an
die man sich wenden kann. Hier eine wichtige Hotline: Bund
der Versicherten, Tel.: 04193/ 99040 oder 94220.

Wichtige Adressen

Über die folgenden Akupunktur-Gesellschaften erhalten Sie weiteres Informationsmaterial. Die Gesellschaften helfen Ihnen auch bei der Suche nach einem erfahrenen Akupunkteur in der Nähe Ihres Wohnorts.

Deutsche Ärztegesellschaft für Akupunktur
Raglovichstr. 14
80637 München

Internationale Gesellschaft
für chinesische Medizin
Leopoldstr. 17
80802 München

Internationale Gesellschaft
für Akupunktur und chinesische Medizin
Silberbachstr. 10
79100 Freiburg im Breisgau

Deutsche Akupunktur-Gesellschaft Düsseldorf
Goltsteinstr. 26
40211 Düsseldorf

Forschungsgruppe Akupunktur
Dr. Albrecht Molsberger
Kasernenstr. 1b
40213 Düsseldorf

Akademie für chinesische Akupunktur
Rackebüller Weg 93
12305 Berlin

Register

Abnehmen siehe Schlankwerden
Acht Prinzipien 25
Akne 75
Akupunktur-Punkte 51
Akupunkturnadeln 43
Akute Infektionen 63
Alkohol-Entwöhnung 129
Amalgam 50, 68
Angina pectoris 98
Angst vor Prüfungen 133
Appetitlosigkeit 96
Arthrose in den Fingern 89
Asthma 69
Atemwegserkrankungen 69
Augenerkrankungen 114

Bandscheiben-Operation 84
Bettnässen bei Kindern 119
Bewegungsapparat, Erkrankungen 81
Bindehautentzündung, chronische 115
Blasenentzündung, akute 117
Blasenentzündung, chronische 118
Blasenerkrankungen 117
Blutdruck, zu niedriger 100
Bluthochdruck 99
Bronchitis, chronische 70

Chronische Krankheiten 61
Chronische Schmerzen 62

Darmkrämpfe 95
Diagnosen 22
Disharmonie 21
Durchblutungsstörungen, arterielle 101
Durchblutungsstörungen, venöse 101
Durchfall 92

Eierstockentzündungen 108
Eileiterentzündungen 108
Ekzeme 79
Elekto-Akupunktur 48
Energie 29

Erbrechen 93
Erkältung, fieberhafte 71

Frauenleiden 106
Frigidität 111
Fünf Wandlungsphasen 28
Fuß- und Hand-Akupunktur 58
Füße, kalte 102

Geburtshilfe 108
Geisteskrankheiten 132
Geruchssinn, Verlust 114
Glaukom 116
Grauer Star 116
Grüner Star 116
Gürtelrose 76

Hals-Wirbel-Syndrom 81
Hämorrhoiden 97
Hände, kalte 102
Hauterkrankungen 75
Heilungschancen 38
Heilungschancen- und grenzen 61
Herpes 76
Herpes zoster 76
Herz-Kreislauf-Erkrankungen 97
Herzbeschwerden, nervöse 97
Heuschnupfen 74
Hexenschuß 86
Hitzeerkrankung 26
Hormonstörungen 64
Hüftgelenk-Verschleiß 87

Impotenz 110

Kälteerkrankung 26
Kniegelenk-Verschleiß 88
Kopfschmerzen 103
Kopfschmerzen durch Verspannungen 106
Kopfschmerzen durch Wirbelsäulen-Schäden 105
Kortison 49
Kosten der Behandlung 135
Krämpfe im Wadenmuskel 90
Krankenkassen, gesetzliche 135
Krankenkassen, private 137
Krebs-Bestrahlung 49
Krebsschmerzen 125

Laser-Akupunktur 47
Lendenwirbel-Syndrom 82

Magen-Darm-Erkrankungen 90
Magen-Schleimhaut-Entzündung 90
Magengeschwür 91
Mandelentzündung 72
Menstruationsstörungen 106
Meridiane 31
Migräne 103
Milcheinschuß, mangelnder 109
Mittelohrentzündung 113
Monade 24
Moxibustion 46

Nasennebenhöhlen-Entzündung 72
Nervenreizung, Schmerzen durch 124
Nervensystem 51
Netzhautentzündung 117
Neurodermitis 78
Nierenbecken-Entzündung 119
Nierenerkrankungen 117

Ohr-Akupunktur
Ohrenerkrankungen 112
Ohrengeräusche 112

Phantomschmerzen nach Operationen 123
Prüfungsangst 133
Psoriasis 78
Pulsdiagnose 39

Qi 23

Rachenentzündung 71
Raucherentwöhnung 128
Rauschmittel 130
Raynaud'sche Krankheit 100
Regelschmerzen 107
Rheuma 89

Schädel-Akupunktur 58
Schiefhals 83
Schlaflosigkeit 120
Schlankwerden 131
Schluckauf 94

Schmerzbehandlung 122
Schmerzen durch Nervenreizung 124
Schmerzen im Stumpf 124
Schmerzen nach Bandscheiben-Operation 84
Schnupfen, chronischer 72
Schulterprellung 82
Schulterschmerzen, chronische 83
Schuppenflechte 78
Schwerhörigkeit 113
Schwindel 112
Schwitzen, chronisches 80
Seelische Krankheiten 132
Seelische Krankheitsursachen 27
Sehnenscheiden-Entzündung 86
Sehnerven, Entzündung der 116
Sexualstörungen 109
Sinusitis 72
Sodbrennen 95
Suchtbehandlung 127
Sudeck'sche Krankheit 125

Tabletten 130
Taoismus 16
Techniken der Akupunktur 43, 57
Tennisarm 85
Tinnitus 112
Transkutane Elektrische Stimulation (TENS) 48
Trigeminus-Neuralgie 126

Unfruchtbarkeit 109

Verstopfung 93
Vorbeugung 62

Wadenmuskel-Krämpfe 90
Warzen 80
Wind 26
Wirkung der Akupunktur 35, 56
Wurzelreiz-Syndrom 84
Yin und Yang 24

Zang- und Fu-Organe 29
Zungendiagnose 40
Zwölffingerdarm-Geschwür 91

Die neuen Ratgeber von NEFF

Folgende Titel sind erschienen:

Sigrid Schulze
Single? Nie wieder!

Sigrid Schulze
Freie Zeit mit Kindern

Sigrid Schulze
Kinder, Haushalt und Beruf

Sigrid Schulze
Der erste Schultag

Sigrid Schulze
Pubertät

Rainer Stahlhacke
Akupunktur – Heilen mit Nadeln

Ernstwalter Clees
Ohne Rezept

Werner Meidinger
**Vitamine, Mineralstoffe, Enzyme
für Fitness und Gesundheit**

Ulrich Doenike
Gesund bleiben auf Reisen

Iris Wölfler-Rockel
**Pilzinfektionen –
Die neue Volkskrankheit**

NEFF